NO TE CREAS TODO LO QUE PIENSAS

JOSEPH NGUYEN

NO TE CREAS TODO LO QUE PIENSAS

El sufrimiento empieza y termina en tu cabeza

Traducción de Estela Peña Molatore

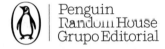

No te creas todo lo que piensas
El sufrimiento empieza y termina en tu cabeza

Título original: *Don't Believe Everything You Think. Why Your Thinking
Is the Beginning and End of Suffering*

Primera edición: mayo, 2023

D. R. © 2022, Joseph Nguyen
Arranged via Licensor's Agent: DropCap Inc. All rights reserved.

D. R. © 2023, derechos de edición mundiales en lengua castellana:
Penguin Random House Grupo Editorial, S. A. de C. V.
Blvd. Miguel de Cervantes Saavedra núm. 301, 1er piso,
colonia Granada, alcaldía Miguel Hidalgo, C. P. 11520,
Ciudad de México

penguinlibros.com

D. R. © 2023, Estela Peña Molatore, por la traducción

ISBN: 978-607-383-170-3

Impreso en México – *Printed in Mexico*

Para Kenna, un ángel en la Tierra que me enseñó lo que es
en realidad el amor incondicional y cómo puede cambiar el mundo

ÍNDICE

Agradecimientos

Muchas gracias, Sydney Banks, por compartir con el mundo los principios que has descubierto. Gracias a ti he podido encontrar la verdad dentro de mí y ahora tengo el mismo privilegio de compartirla con el mundo.

Gracias a mis maestros y mentores, Joe Bailey y Michael Neill, por compartir conmigo los tres principios que han cambiado mi vida para siempre. Mi eterna gratitud por su generosidad y corazón de servicio que sigue abierto a dar. Gracias por todo lo que hacen y seguirán haciendo por los demás.

Gracias a todos mis queridos amigos y familiares (mamá, papá, Anthony, James, Christian, Bryan y muchos más) por ayudarme a descubrir mi propia divinidad y por animarme a escribir este libro. Sin ustedes, estas páginas no existirían. Sepan que, gracias a ustedes, el impacto que tienen en mí y en cualquiera que llegue a leer este libro es infinito y seguirá cambiando las vidas de generaciones venideras.

Gracias, Kenna, por ser una de las almas más adorables y efervescentes que he conocido y por mostrarme lo que es el verdadero amor incondicional. Tu hermosa presencia me ha hecho por siempre humilde y nunca podré agradecerte lo suficiente el regalo de tu amor infinito por mí y por todos los que conoces.

Lo que descubrirás en este libro y cómo aprovechar al máximo su lectura

Este libro fue escrito para ayudarte a encontrar todo lo que has estado buscando y las respuestas a todas las preguntas que has tenido a lo largo de tu vida. Comprendo que es una afirmación muy atrevida, pero en breve verás por qué tengo total confianza al decir esto.

Lo que sé que es verdad en lo más profundo de mi alma es que, después de leer este libro, no serás la misma persona de antes. La única constante es el cambio. El crecimiento es un proceso inevitable de la vida y será imposible que no cambies tras su lectura.

No podemos cambiar aquello de lo que no somos conscientes,
y una vez que lo somos, no nos queda más que cambiar.
SHERYL SANDBERG

Sin importar quién eres, de dónde vienes, cuáles son tus orígenes, lo que has hecho y lo que no, tu situación socioeconómica, si eres marciano o no, puedes encontrar paz total, amor incondicional, plenitud y alegría en abundancia en tu vida. Te prometo que no eres la excepción, aunque pueda parecerlo. El amor no conoce fronteras. Una mente abierta y un corazón dispuesto son todo lo que necesitas para recibir todas las respuestas que has estado buscando.

Y sí, hay implicaciones muy prácticas, y otras cosas derivadas de la comprensión de lo que encierra este libro, que muchos de mis clientes de coaching han experimentado, tales como aumento de 2 a 5 veces en sus ingresos, crecimiento exponencial de sus negocios, relaciones más profundas y armoniosas, superación de adicciones de toda la vida, desaparición espontánea de hábitos destructivos, una mejora en su salud, vitalidad y la energía en general. Para muchas de las personas que entienden los principios de este libro, este tipo de milagros ocurre todos los días. Y esto es solo la punta del iceberg. Si me limitara a enumerar algunas de las mejoras y resultados que la gente ha obtenido gracias a este conocimiento, más de la mitad de este libro serían historias de milagros que suceden a diario.

Me resisto a mencionar alguno de estos resultados "externos" porque no es el objetivo de este libro. Estas manifestaciones físicas son el subproducto de la comprensión interna de cómo funcionan nuestras experiencias vitales. En realidad, deseamos estos resultados externos, como el dinero y la importancia, porque queremos experimentar ciertos sentimientos en nuestro interior, como el amor, la alegría, la paz y la plenitud. Lo que queremos en nuestra vida es ese sentimiento, no las cosas físicas, pero la trampa está en que creemos que las cosas físicas nos darán esos sentimientos. El secreto está en el sentimiento.

Este libro te ayudará a entender cómo encontrar la verdad que ya conoces en tu interior y descubrir esos sentimientos que has estado buscando toda tu vida.

Ahora vamos a abordar la guía de cómo leer este libro.

No leas este libro en busca de información, léelo en busca de lucidez. La lucidez (o sabiduría) solo puede encontrarse en el interior. Para encontrar todo lo que buscas en la vida, debes mirar dentro de ti y descubrir la sabiduría que ya existe en tu interior. Todas las respuestas están en lo más profundo de tu alma. Este libro no es más que una guía para ayudarte a buscar en el lugar adecuado. Admiro de verdad a quien aún tiene la esperanza de encontrar lo que busca allá afuera. Esto significa que tienes esperanza. Sin esperanza, no tenemos nada, así que el hecho de que estés aquí, leyendo esto ahora, es un testimonio de tu fe, valor y fortaleza. Sé con absoluta certeza que encontrarás lo que buscas si continúas por el camino que llevas con la esperanza que tienes en tu corazón.

Quiero aclarar que este libro no es el único que contiene la verdad. La verdad está en todos y en todo. Hay que mirar más allá de la forma (lo físico) para ver y experimentarla (lo espiritual). Las palabras de este libro no son la verdad. Apuntan HACIA ella. Mira más allá de las palabras para ver la verdad por ti mismo. La verdad no se puede intelectualizar, solo se puede experimentar. La verdad reside en un sentimiento, por eso no puede expresarse en palabras.

Si quieres encontrar la verdad, mira más allá de las palabras, **y busca el sentimiento.**

Muchos de los que descubren la verdad describen un sentimiento de paz absoluta, amor incondicional y una alegría desbordante. También lo describen como un sentimiento muy familiar y desconocido. Es como si por fin estuvieras en casa. Busca ese sentimiento y todo te será revelado. En este libro no diré nada que no sepas ya en el fondo de tu alma. Esta es la razón por la que, cuando experimentes la verdad, será un sentimiento desconocido aunque familiar.

No intentes utilizar tu intelecto para entenderla, no lo conseguirás. En cuanto lo intelectualices, lo habrás perdido. La verdad no viene de memorizar una frase o dos. Un niño puede hacerlo, pero no la entenderá. La verdad viene en forma de sentimiento. De ella, surgirán la sabiduría y la verdad que buscas, que te harán libre. Al fin de cuentas, eso es lo que todos buscamos, ¿no?

Lo que te voy a revelar en este libro parecerá sencillo. Parecerá casi demasiado simple, y tu cerebro (ego) tratará de luchar contra ello o intentará hacerlo más complejo. Pensará que no puede ser tan sencillo. Cuando llegue ese momento, quiero que recuerdes que la verdad siempre es simple. Lo que es complejo siempre puede descomponerse en sus componentes más pequeños. La verdad no puede descomponerse en componentes más pequeños, hecho que la convierte en verdad. Por eso la verdad es siempre simple. **Si quieres encontrar la verdad, busca la simplicidad.**

Acércate a este libro con una mente abierta y un corazón colmado de intención pura por conocer la verdad y recibirás todo lo que has estado buscando.

Antes de continuar, quiero dedicar un momento a expresarte mi más profunda gratitud por estar aquí y compartirme tu tiempo y tu atención. Esas son algunas de las fuerzas vitales más valiosas que puedes ofrecer a otro, así que te agradezco este regalo que también es para ti. Nunca olvides tu propia divinidad porque solo a través de nuestra divinidad tenemos nuestra humanidad.

Con amor y luz,
Joseph

CAPÍTULO 1

El viaje hacia la raíz del sufrimiento

A la gente le cuesta desprenderse de su sufrimiento. Por miedo a lo desconocido, prefieren el sufrimiento que les es familiar.
THICH NHAT HANH

Al hablar de sufrimiento, es necesario hacer una distinción. Cuando hablo de sufrimiento en este libro, me refiero al sufrimiento psicológico y emocional. Hay una forma para que, pase lo que pase en tu vida, no tengas que sufrir emocional y psicológicamente.

No estoy diciendo que todo lo que nos pasa esté en nuestra cabeza o que es inventado. A la gente le ocurren cosas terribles y desafortunadas todos los días. Lo que digo es que, aunque experimentamos mucho dolor en nuestra vida, el sufrimiento es opcional. En otras palabras, el dolor es inevitable, pero depende de nosotros cómo reaccionemos ante los acontecimientos y las circunstancias que nos suceden, y eso determinará si sufrimos o no.

Los budistas dicen que cada vez que experimentamos un acontecimiento negativo en nuestra vida, dos flechas vuelan hacia nosotros. Ser alcanzado físicamente por una flecha es doloroso. Ser alcanzado por una segunda flecha emocional es aún más doloroso (sufrimiento).

Buda lo explicó así: "En la vida, no siempre podemos controlar la primera flecha. Sin embargo, la segunda flecha es nuestra reacción a la primera. La segunda flecha es opcional".

Hace algunos años, cuando escuché por primera vez esta cita de Buda, me quedé perplejo porque, aunque entendía lo que quería decir, no sabía cómo podía aplicarla a mi vida. Si a alguien le dieran a elegir entre sufrir y no sufrir, no creo que nadie en su sano juicio eligiera sufrir.

¿Cómo puedo elegir no sufrir? Si fuera tan fácil, creo que ya nadie sufriría. No fue hasta años más tarde, cuando comprendí mejor de dónde venía el sufrimiento, que fui capaz de detenerlo desde su origen.

Cuando comencé mi viaje de crecimiento personal, me topé con un sinfín de enseñanzas, estudios y métodos diferentes para ayudar a las personas a superar sus problemas. Leí docenas, si no es que cientos de libros, estudié psicología, recurrí a terapeutas, escuché a muchos líderes de ideas distintas, intenté modificar mis hábitos, levantarme a las cuatro de la mañana, cambiar mi dieta, ser más estructurado y disciplinado, trabajar con la sombra, estudiar los tipos de personalidad, meditar a diario, ir a retiros espirituales, seguir a maestros espirituales e investigar sobre distintas religiones antiguas.

Lo que sea que se te ocurra, es probable que yo lo haya probado. Estaba desesperado por encontrar una respuesta porque quería saber cómo dejar de sufrir en mi propia vida y ayudar a los demás a hacer lo mismo. Aunque algunas de estas cosas me ayudaron a mejorar, no detuvieron mi sufrimiento. Seguía sintiéndome en extremo ansioso, temeroso, insatisfecho, irritado, enojado, frustrado y pesado todos los días. Incluso después de hacer todo lo que hice, seguía sin descubrir la respuesta y, si he de ser sincero, estaba aún más perdido que antes de iniciar esta búsqueda.

Sentía que no tenía propósito, esperanza ni dirección. Ya no sabía qué hacer, dónde buscar o con quién hablar. No fue hasta que estaba en mis peores momentos cuando un rayo de esperanza empezó a guiarme hacia la luz.

De pronto, tras años y años de búsqueda, me topé con uno de mis primeros mentores, quien me enseñó a convertirme en coach y me reveló la respuesta de cómo podía aliviar mi propio sufrimiento.

La respuesta que descubrí estaba en comprender cómo funciona nuestra mente y cómo se crea la experiencia humana.

CAPÍTULO 2

La raíz de todo sufrimiento

Quien mira a su alrededor es inteligente,
quien mira en su interior es sabio.
MATSHONA DHLIWAYO

Vivimos en un mundo de pensamiento, no de realidad. Sydney Banks dijo una vez: "El pensamiento no es la realidad; sin embargo, es a través del pensamiento como se crean nuestras realidades". Todos vivimos a través de nuestra propia percepción del mundo, que es muy distinta de la de la persona que está a nuestro lado. Un ejemplo de esto es que puedes estar sentado en una cafetería sufriendo la crisis de los 20, completamente estresado por no saber qué estás haciendo con tu vida cuando parece que todo el mundo sí lo sabe, mientras que la persona que está a tu lado disfruta feliz de su bebida recién hecha y observa con toda tranquilidad a la gente. Ambos están exactamente en la misma cafetería, oliendo el mismo aroma, rodeados de los mismos desconocidos, pero el mundo no podría ser más diferente para los dos. Muchos de nosotros pasamos por los mismos acontecimientos o nos encontramos en situaciones similares en el mismo lugar y al mismo tiempo, pero experimentamos el mundo de manera completamente distinta.

He aquí otro ejemplo de cómo vivimos en un mundo de pensamiento y no de realidad. Si te acercas a 100 personas diferentes y les preguntas qué significa el dinero para ellas, ¿cuántas respuestas diferentes crees que obtendrás? ¡Cerca de 100 respuestas diferentes!

El dinero es técnicamente lo mismo, pero significa algo diferente para cada persona. El dinero puede significar tiempo, libertad, oportunidad, seguridad, tranquilidad, o puede significar maldad, codicia y la razón por la que la gente comete delitos. Por ahora, no voy a entrar en cuál es la correcta o la incorrecta (una pista: no hay respuesta correcta o incorrecta, pero eso lo dejo para otro capítulo).

Otro ejemplo de este concepto es el siguiente: si encuestamos a 100 personas diferentes y les preguntamos qué piensan de nuestro actual presidente, ¿cuántas respuestas diferentes obtendremos?

Aunque estemos hablando exactamente de la misma persona, obtendremos 100 respuestas diferentes porque la mayoría de la gente vive en sus propios pensamientos y percepciones del mundo. El significado (producto del acto de pensar) que le damos a un acontecimiento es lo que determina cómo nos sentimos en última instancia. Ese significado o producto del acto de pensar es el filtro a través del cual vemos la vida a partir de ese momento. Por eso, vivimos a través de una percepción de la realidad, no en la realidad misma. **La realidad es que el suceso ocurrió, sin que se piense al respecto, sin ningún significado o interpretación.**

Cualquier significado o producto del acto de pensar que demos al acontecimiento depende de nosotros y así es como se crea nuestra percepción de la realidad. Así es como se crea nuestra experiencia de la vida desde dentro hacia fuera.

No se trata de los acontecimientos que suceden en nuestra vida, sino de nuestra interpretación de ellos, lo que nos hace sentir bien o mal por algo. Por eso, los habitantes del tercer mundo pueden ser más felices que los del primer mundo y los del primer mundo pueden ser más desgraciados que los del tercer mundo.

Nuestros sentimientos no proceden de acontecimientos externos, sino de lo que nosotros pensamos sobre los acontecimientos. Por tanto, solo podemos sentir lo que pensamos.

Digamos hipotéticamente que odias tu trabajo y que te causa una enorme cantidad de estrés, ansiedad y frustración. Te duele incluso poner un pie en el edificio donde trabajas y solo pensar en tu trabajo te pone furioso. Cuando piensas en tu trabajo, estás sentado en el sofá con tu familia viendo juntos un programa de televisión, pero echas humo solo de recordarlo. Todos la pasan bien, menos tú.

En este momento, los demás miembros de tu familia están teniendo una experiencia de la vida diferente a la tuya, aunque esté ocurriendo lo mismo. El mero hecho de pensar en el trabajo crea una percepción por completo distinta de la realidad, aunque no estés físicamente en él.

Si fuera cierto que los acontecimientos externos hacen que nos sintamos como nos sentimos por dentro, deberías estar feliz siempre que estás en el sofá de tu casa viendo un programa de televisión divertido con tu familia, pero no es así.

Puede que estés diciendo que solo te sientes así porque un acontecimiento externo (tu trabajo) te está provocando estrés y ansiedad. Entonces, te pregunto: ¿es cien por ciento cierto que todas las personas sienten exactamente lo mismo por el trabajo que desempeñan?

Dos personas diferentes pueden estar haciendo exactamente el mismo trabajo, pero tendrán experiencias por completo distintas. Para una persona puede ser una experiencia increíble y el trabajo de sus sueños, pero para otra puede ser la peor pesadilla y un infierno. La única diferencia entre una persona y otra es cómo piensa sobre su trabajo, lo cual determina cómo se siente en última instancia.

Ahora volvamos al escenario original en el que hipotéticamente odias tu trabajo. ¿Recuerdas cuánto estrés, ansiedad y frustración te causa pensar en ello?

Hagamos un rápido experimento mental planteando la siguiente pregunta:

¿Quién serías si no pensaras que odias tu trabajo?

Tómate un minuto para ver qué surge en tu interior y no sigas adelante hasta que lo hagas.

Si no lo piensas demasiado y realmente dejas que las respuestas surjan de tu interior, sin esa percepción, lo más probable es que te sientas y estés feliz, en paz, libre y ligero.

Sin nuestra habitual manera de pensar sobre un determinado acontecimiento o cosa, nuestra experiencia de este cambia por completo. Así es como vivimos en un mundo de lo que pensamos, no de realidad, y así es como nuestra percepción de la realidad se crea desde dentro hacia fuera, cuando pensamos. Con esta nueva comprensión, acabas de descubrir la causa de todo nuestro sufrimiento psicológico…

La raíz de nuestro sufrimiento es pensar.

Ahora bien, antes de que avientes el libro al otro lado de la habitación y le prendas fuego, quiero aclarar que no estoy diciendo que todo esté en nuestra cabeza y que no sea real. Nuestra *percepción de la realidad* es muy real. Sentimos lo que pensamos y nuestros sentimientos son reales. Eso es innegable. Sin embargo, nuestra percepción nos parecerá una realidad inevitable e inmutable hasta que empecemos a ver cómo se crea nuestra realidad. Si sabemos que solo podemos sentir lo que pensamos, entonces sabremos que podemos cambiar nuestros sentimientos cambiando nuestra forma de pensar. Así, podemos cambiar nuestra experiencia de la vida sabiendo que proviene del hecho de que pensamos. Y si eso es cierto, entonces siempre estamos a un solo pensamiento de experimentar algo diferente y transformar nuestra vida entera en cualquier momento, a través de un estado de no pensar.

En resumen, en el momento en que dejamos de pensar comienza nuestra felicidad.

*　　*　　*

UN JOVEN MONJE Y LA BARCA VACÍA
(un cuento zen sobre cómo pensar
es la causa de nuestro propio sufrimiento)

Hace mucho tiempo, un monje zen, todavía joven, vivía en un pequeño monasterio situado en un bosque cerca de un pequeño lago. El monasterio estaba ocupado por unos cuantos monjes que ya eran mayores, mientras que el resto eran recién llegados y aún tenían mucho que aprender. Los monjes tenían muchas obligaciones en el monasterio, pero una de las más importantes era su rutina diaria, la cual consistía en sentarse, cerrar los ojos y meditar en silencio durante horas.

Después de cada meditación, tenían que informarle sus avances a su mentor. Al joven monje le costaba mantenerse concentrado durante su práctica de meditación por diversos motivos, lo cual le enfurecía. Después de que el joven monje le informara a su mentor su progreso, o mejor dicho, su falta de progreso, el viejo monje le hizo una pregunta sencilla que contenía una lección oculta: "¿Sabes qué es lo que realmente te enoja?". El joven monje respondió: "Bueno, por lo general, en cuanto cierro los ojos y empiezo a meditar, alguien se mueve y no puedo concentrarme. Me perturba que alguien me moleste, aunque sepa que estoy meditando. ¿Por qué no son más considerados? Y luego, cuando vuelvo a cerrar los ojos e intento concentrarme, un gato o algún animalillo pasa y me interrumpe de nuevo. Ya a esas alturas, hasta que el viento sople y las ramas de los árboles hagan ruido me enoja. Por si fuera poco, los pájaros no paran de piar y no consigo encontrar paz en este lugar".

El viejo monje se limitó a señalar a su alumno: "Veo que con cada interrupción te enojas más. Esto es exactamente lo contrario de lo que constituye el objetivo de tu tarea al meditar. Deberías identificar la manera de no enfadarte con la gente, o los animales, o cualquier otra cosa a tu alrededor que te moleste durante tu práctica". Después de su encuentro, el joven monje salió del monasterio y buscó un sitio más calmado donde poder meditar tranquilamente. Halló el lugar indicado a la orilla del lago cercano. Llevó su tapete, se sentó y empezó a meditar. Pero pronto una parvada chapoteó en el lago cerca de donde el monje meditaba. Al oír el ruido, el monje abrió los ojos para ver qué pasaba.

Aunque la orilla del lago era más tranquila que el monasterio, seguía habiendo cosas que perturbaban su paz y se enojó de nuevo. A pesar de que no encontraba la paz que buscaba, siguió yendo al lago. Entonces, un día el monje vio una barca amarrada al extremo de un pequeño embarcadero, y en ese momento se le ocurrió una idea: *¿Por qué no tomo la barca, remo hasta el centro del lago y medito allí? En medio del lago no habrá nada que me perturbe.* Remó hasta el centro del lago y se puso a meditar.

Como esperaba, no había nada en medio del lago que le molestara y pudo meditar todo el día. Al anochecer, regresó al monasterio. Así continuó durante un par de días y el monje estaba encantado de haber encontrado por fin un lugar para meditar en paz. No se había enfadado y podía continuar la práctica de la meditación con calma.

Al tercer día, el monje se sentó en la barca, remó hasta el centro del lago y comenzó a meditar de nuevo. Pocos minutos después, oyó salpicaduras de agua y sintió que la barca se balanceaba. Empezó a enojarse porque, incluso en medio del lago, había alguien o algo que le molestaba.

Cuando abrió los ojos, vio una barca que se dirigía directamente hacia él. Gritó: "Aleja tu barca o chocarás contra la mía". Pero seguía avanzando directo hacia él y estaba a pocos metros. Nada cambió pese a sus gritos y la barca que se acercaba chocó contra la del monje. Ahora estaba furioso. Gritó: "¿Quién eres y por qué golpeaste mi barca en medio de este inmenso lago?". No hubo respuesta. Esto enfureció aún más al joven monje.

Se levantó para ver quién estaba en la otra barca y, para su sorpresa, *descubrió que no había nadie en ella.*

Probablemente, la brisa había impulsado la barca y así había chocado con la del monje. Al monje se le disipó el enojo. Era una barca vacía. No había nadie con quien enfadarse.

En ese momento recordó la pregunta de sus mentores: "¿Sabes qué es lo que realmente te enoja?". Y reflexionó: *No son otras personas, situaciones o circunstancias. No es la barca vacía, sino mi reacción ante ella lo que causa mi enfado. Todas las personas o situaciones que me enfurecen son como el bote vacío. No tienen el poder de molestarme sin mi propia reacción.*

A continuación, el monje remó de vuelta a la orilla. Volvió al monasterio y se puso a meditar con los demás monjes. Aún había ruidos y molestias alrededor, pero el monje los trató como la "barca vacía" y continuó meditando con tranquilidad. Cuando el viejo monje vio la diferencia, simplemente le dijo al joven: "Veo que has encontrado lo que en realidad te enfada y lo has superado".

CAPÍTULO 3

¿Por qué pensamos?

> *Pienso y pienso y pienso, he dejado que*
> *mis pensamientos me arrebaten la felicidad*
> *un millón de veces, pero ni una sola*
> *he permitido que me la den.*
>
> JONATHAN SAFRAN FOER

Los seres humanos hemos evolucionado hasta desarrollar una sofisticada capacidad de racionalizar, analizar y pensar de forma inteligente porque simplemente nos ayuda a sobrevivir. Nuestra mente hace un trabajo increíble para mantenernos vivos, pero no nos ayuda a prosperar. Tan solo se ocupa de nuestra seguridad y supervivencia, no de nuestra realización o alegría.

La función de la mente es alertarnos de peligros potenciales en nuestro entorno que puedan ser amenazas para nuestra vida. Hace su trabajo tan bien que no solo escanea nuestro entorno inmediato en busca de amenazas, sino que incluso consulta nuestro bagaje de experiencias para crear escenarios hipotéticos y predecir lo que cree que podrían ser peligros potenciales en el futuro con base en nuestros recuerdos.

Nada de esto es erróneo, ni mucho menos. La mente simplemente hace aquello para lo que fue diseñada. Cuando no comprendemos que su único deber es ayudarnos a sobrevivir, nos enfadamos y frustramos con ella. Todo conflicto deriva de un malentendido inocente. El deber de nuestra mente es mantenernos vivos. El deber de nuestra conciencia es ayudarnos a sentirnos realizados. De entrada, tu alma es la razón por la que estás en este viaje: para encontrar paz, amor y alegría para ti mismo.

Durante años, tu mente ha realizado el trabajo para el que fue hecha de maravilla, pero ahora puedes relevarla de su trabajo porque ya no vivimos en la naturaleza salvaje donde la muerte podría estar acechando tras un arbusto. Si seguimos utilizando nuestra mente, nos mantendremos de forma constante en un estado de lucha o huida, ansiedad, miedo, frustración, depresión, ira, resentimiento y todas las emociones negativas porque la mente piensa que todo es una amenaza para nuestra propia existencia. Si quieres ser libre, feliz, estar en paz y lleno de amor, entonces tendrás que dejar de escuchar solo a tu mente e ir más allá de ella sintonizando con algo mucho más grande que te ayudará no solo a sobrevivir, sino a prosperar.

CAPÍTULO 4

Pensamiento *vs.* Pensar

Deja de pensar y acaba con tus problemas.

Lao Tzu

Los pensamientos son la materia prima energética y mental con la que creamos todo lo que existe en el mundo. No podemos experimentar nada sin el pensamiento. Es importante saber que los pensamientos son un sustantivo y no son algo *que hacemos*, sino algo que tenemos. Un pensamiento no requiere ningún esfuerzo o energía de nuestra parte, es algo que tan solo sucede. Tampoco podemos controlar los que nos vienen a la mente. La fuente de los pensamiento proviene de algo que está más allá de nuestra mente, del Universo, si así lo prefieres.

Pensar, por otra parte, es el acto de pensar sobre nuestros pensamientos. Esto requiere una gran cantidad de energía, empeño y fuerza de voluntad (que es un recurso finito). Pensar es comprometerse de manera activa con los pensamientos de la mente. No tienes que comprometerte con cada pensamiento de tu mente, pero cuando lo haces, ya estás pensando.

Pensar es la raíz de todos nuestros sufrimientos psicológicos.

Ahora te preguntarás, ¿dónde encajan los pensamientos positivos? Los pensamientos positivos, o pensamientos que nos hacen sentir bien, no son el resultado de pensar. Por el contrario, son generados por nuestro estado natural de paz, amor y alegría. Son un subproducto de un estado del ser, no de un estado de pensar. Profundizaremos en ello en el próximo capítulo.

Por ahora, hagamos un rápido experimento mental.

Te haré una pregunta y lo único que tienes que hacer es ser consciente de lo que estás experimentando, y después repasaremos lo ocurrido.

¿Cuál es la cantidad de dinero que quieres ganar al año?

Haz una pausa aquí y espera a que surja una respuesta.

Tómate entre 30 y 60 segundos para pensar tu respuesta sobre cuánto dinero quieres ganar en un año.

No avances al siguiente paso hasta que hayas reflexionado sobre cuánto quieres ganar.

Ahora toma esa cantidad y multiplícala por cinco.

¿Qué te parece este nuevo objetivo soñado para tus ingresos cuando lo multiplicamos por cinco?

Tómate al menos otros 30-60 segundos para ser consciente de cómo te sientes cuando piensas en eso y observa qué otro pensamiento te surge mientras sientes tus emociones.

No sigas adelante hasta que hayas hecho lo anterior.

Bien, volvamos al tema y repasemos lo sucedido.

Después de hacer la primera pregunta de cuál es la cantidad de dinero que quieres ganar al año, en pocos segundos una respuesta apareció en tu mente. Eso es un pensamiento. Fíjate lo rápido y sin esfuerzo que vino a tu mente.

Después de que se te ocurriera una respuesta, te pedí que pensaras en ella. ¿Qué pasó cuando te pedí que pensaras la respuesta?

Si eres como la mayoría de la gente, lo más probable es que te hayas subido a una loca montaña rusa en cuanto empezaste a pensar en ello.

Puede que hayas estado pensando que es imposible ganar tanto dinero, que nadie en tu familia gana tanto dinero, que no sabes cómo ganar tanto dinero, que es estúpido querer tanto dinero o que eso te hace avaricioso.

Fíjate en cómo te sentías cuando tenías esos pensamientos.

Lo más probable es que no te haya sentado tan bien, pero no pasa nada, y pronto te enseñaré lo que puedes hacer al respecto.

Este es un buen ejemplo de pensamiento *vs.* pensar.

Si te hago una pregunta, hay 100% de probabilidades de que tendrás un pensamiento en tu cabeza.

Los pensamientos no son intrínsecamente malos. Recuerda que son la materia prima mental energética a partir de la cual creamos el mundo.

En el momento en que pensamos en nuestros pensamientos es cuando empezamos a subirnos a una montaña rusa emocional. Cuando pensamos en nuestros pensamientos, comenzamos a juzgarlos y a criticarlos, y experimentamos todo tipo de agitación emocional interna.

Cuando te pregunté cuánto querías ganar, tuviste un pensamiento sobre la cantidad. Ese pensamiento fue neutro y no te causó ningún esfuerzo emocional. De hecho, puede que te sintieras efusivo y emocionado. Sin embargo, tan solo empezar a pensar en ese pensamiento de cuánto querías ganar fue lo que provocó que dudaras de ti, que te sintieras indigno, ansioso, enojado, culpable o que hayas experimentado cualquier otra emoción.

Esto es lo que quiero decir con que pensar es la raíz de todo nuestro sufrimiento. Tener el pensamiento inicial de cuánto querías ganar no te causó ningún sufrimiento hasta que empezaste a *pensar* en ese pensamiento.

No es necesario pensar en nuestros pensamientos ni juzgarlos. No nos genera ningún bien hacerlo. Podemos creer que pensar nos ayuda, pero lo único que en realidad hace es provocar que sintamos todas estas emociones negativas e indeseadas, conduciéndonos a crear razones de por qué no podemos hacerlo o por qué no deberíamos quererlo.

Lo único útil y provechoso fue la primera idea que se te ocurrió cuando te pregunté cuánto querías ganar. Todo lo que pensaste después fue destructivo e inútil.

Los pensamientos crean. Pensar destruye.

La razón por la cual pensar destruye es porque, tan pronto como empezamos a pensar en los pensamientos, arrojamos nuestras propias creencias limitantes, juicios, críticas, programación y condicionamiento sobre el pensamiento, pensando en infinitas razones de por qué no podemos hacerlo y por qué no podemos tenerlo.

Sin pensar, evitamos que todas las programaciones y juicios negativos empañen el pensamiento inicial de lo que quieres crear.

Si yo te preguntara de qué maneras podrías ganar la cantidad de dinero que deseas y te quedaras sentado el tiempo suficiente, te ocurriría lo mismo: te vendrían a la cabeza pensamientos aleatorios sobre cómo podrías conseguirlo.

Estos son pensamientos de creación. Los pensamientos son inherentemente infinitos, expansivos y energéticamente positivos. Sabrás que estás teniendo pensamientos de origen divino cuando sientas emociones positivas, te sientas más ligero y vivo.

Tan pronto como empieces a pensar en esos pensamientos sobre las posibles formas de ganar el dinero que quieres, de inmediato te sentirás pesado, restringido, limitado, junto con toda una serie de emociones negativas. Así es como sabrás si estás pensando.

Utilizo mis sentimientos como un radar interno que me dice si estoy recibiendo descargas directas de pensamientos del Universo o si estoy en mi cabeza pensando sobre mis pensamientos.

Solo puedes sentir lo que estás pensando, así que los sentimientos y las emociones son como un intuitivo tablero de control interno que me dice si estoy pensando demasiado o no.

Si tengo muchas emociones negativas, sé que estoy pensando demasiado. Este es otro ejemplo de que, por naturaleza, estamos diseñados para el éxito.

A continuación se muestra un cuadro que compara Pensar *vs.* Pensamientos para ayudarte a identificar cuál es cuál dentro de tu mente:

Cuadro de Pensamiento *vs.* Pensar

Atributo	Pensamiento	Pensar
Fuente	Universo	Ego
Peso	Ligero	Pesado
Energía	Expansiva	Restrictiva
Naturaleza	Infinita	Limitada
Calidad	Creativa	Destructiva
Esencia	Divino	Mortal

Cuadro de Pensamiento *vs.* Pensar
(*cont.*)

Atributo	Pensamiento	Pensar
Sentimiento	Vivaz	Estresante
Emoción	Amor	Miedo
Creencia	Posibilidades infinitas	Confinamiento
Sentido	Plenitud	Separación
Esfuerzo	Sin esfuerzo	Trabajoso

CAPÍTULO 5

Si solo podemos sentir lo que pensamos, ¿no necesitamos pensar en positivo para sentirnos así?

Siempre estamos a un solo pensamiento
de la paz, el amor y la alegría,
lo cual proviene de un estado de no pensar.
Dicken Bettinger

El principio de que solo podemos sentir lo que pensamos tiene una salvedad que aún no he mencionado. La forma más precisa de describirlo es que solo podemos sentir emociones negativas cuando estamos pensando.

El objetivo no es necesariamente dejar de sentir emociones negativas por completo. Algunas de las emociones negativas pueden ser útiles, como sentir miedo cuando decides caminar solo por un callejón oscuro.

Estas emociones negativas solo nos son útiles en términos de supervivencia, pero si no nos encontramos todo el tiempo en situaciones de vida o muerte, para la mayoría de las personas resultan más inútiles que útiles.

Vamos a avanzar con el contexto de que no estamos luchando por la supervivencia física, así que nos situaremos bajo la perspectiva de que las emociones negativas no son necesarias la mayor parte del tiempo.

Cuando digo que solo podemos sentir lo que pensamos, la mayoría de la gente asume que debemos pensar en positivo para sentir emociones positivas.

En lugar de convencerte de si esto es cierto o no, vamos a hacer otro ejercicio mental para que puedas experimentar la verdad por ti mismo.

Recuerda un momento de tu vida en el que hayas sentido la mayor alegría y amor y percibe los sentimientos que tuviste en ese momento tanto como puedas durante al menos 30 segundos.

¿Qué tipo de pensamientos pasaron por tu cabeza en ese momento cumbre en el que sentiste más alegría y amor? (No te estoy preguntando qué estabas haciendo en ese momento, sino qué pensamientos pasaban por tu cabeza en ese preciso instante).

Muchas de las personas que responden a esta pregunta se dan cuenta de que no tuvieron ningún pensamiento en ese preciso momento. Otras dicen que el pensamiento era que estaban muy agradecidas o felices.

Para quienes respondieron que tuvieron el pensamiento de que estaban agradecidos, ¿sintieron esa alegría y amor antes de tener ese pensamiento o después?

Tómate de 10 a 15 segundos para responder a esa pregunta antes de seguir adelante.

¿Qué percepciones y epifanías has tenido?

Lo que es una locura es que la mayoría de las personas no tenían ningún pensamiento en su mente cuando sintieron la mayor felicidad y amor en sus vidas. Los que pensaban que estaban agradecidos se sentían así **antes** de tener ese pensamiento.

Si tuvieron ese pensamiento, fue después de que sintieran las sensaciones, por lo que el pensamiento no pudo haber producido el sentimiento.

Esto nos lleva a otra verdad: **no necesitas tener pensamientos ni pensar para sentir emociones positivas.**

La parte hermosa de la verdad es que no necesita justificación porque se puede experimentar aquí y ahora. No necesitas pruebas o racionalización, y la experimentaste de primera mano por el ejercicio que acabamos de hacer.

He aquí por qué no necesitamos tener pensamientos o pensar para sentir emociones positivas como la alegría y el amor.

Nuestro estado natural ES alegría, amor, éxtasis, libertad y gratitud. Esto puede ser difícil de creer porque si es natural, ¿por qué no nos sentimos así todo el tiempo? Responderé a esta pregunta dentro de un momento.

Si queremos ver el estado natural de cualquier cosa, una de las mejores maneras es observar la naturaleza y el estado de la misma en tu infancia (antes de que te vieras afectado y condicionado por tu entorno).

Por ejemplo, analicemos el estado natural de un bebé. ¿Cuál es el estado natural de un bebé (suponiendo que no haya sufrido malos tratos, negligencia o problemas físicos)? ¿Por naturaleza los bebés viven estresados, ansiosos y temerosos? ¿O se encuentran en un estado natural de felicidad y amor?

Nuestro estado natural es la alegría, el amor y la paz. Por lo tanto, pensar solo nos alejará de esos estados naturales del ser, razón por la cual siempre que nos sentimos en extremo estresados es porque estamos pensando MUCHO. La fuerza de la emoción negativa que sentimos es directamente proporcional al hecho de que estamos pensando demasiado en ese momento.

Por otra parte, la intensidad de la emoción positiva que sentimos es inversamente proporcional a cuánto pensamos en ese momento. En otras palabras, cuanto menos pensamos, más fuerte es la emoción positiva que sentimos en el presente.

Para comprobarlo, recuerda otros momentos en los cuales te encontraras muy estresado y ansioso, y comprueba cuánto pensabas en esos instantes.

Tómate 1-2 minutos para hacerlo.

A continuación, rememora algunos momentos en los cuales hayas sido más feliz o hayas sentido más alegría y amor, y comprueba cuánto pensabas entonces.

Tómate otro par de minutos para hacer esto antes de pasar a experimentar e interiorizar realmente la verdad de lo que ves.

Una analogía que me enseñó mi coach, y que me ayudó a entender este concepto, fue imaginar que nuestra mente tiene un velocímetro (como en un coche), pero en lugar de kilómetros por hora, son pensamientos por minuto. Cuanto más pensamos, más sube el "piensanómetro", y si pensamos demasiado, llega a la zona roja. Es entonces cuando nos sentimos estresados, agotados, frustrados y enfadados en extremo.

No es el contenido de lo que pensamos lo que nos causa estrés, sino que estemos pensando y punto. El hecho de pensar demasiado está directamente relacionado con la magnitud del estrés y las emociones negativas que experimentamos en un momento dado. Cuando sientas mucha frustración, estrés, ansiedad o cualquier otra emoción negativa, debes saber que es porque estás pensando, y que la intensidad de esas emociones está directamente relacionada con qué tanto pensamos.

Por lo tanto, no es en QUÉ estamos pensando lo que nos causa sufrimiento, sino ESO que estamos pensando.

Para resumir, no tenemos que intentar "pensar en positivo" para experimentar amor, alegría, dicha y cualquier emoción positiva que deseemos porque nuestro estado natural es sentir esas emociones. Las únicas veces que no sentimos naturalmente estas emociones es cuando empezamos a pensar en los pensamientos que estamos teniendo, bloqueando así la conexión directa con la Inteligencia Infinita, razón por la que nos sentimos estresados, ansiosos, deprimidos y temerosos. No se trata del contenido de lo que pensamos, sino de que estamos pensando, lo cual es la raíz de nuestro sufrimiento. La intensidad de las emociones negativas está directamente correlacionada con el hecho de pensar demasiado en el presente. Cuanto menos pensamos, más espacio creamos para que las emociones positivas afloren de forma natural.

CAPÍTULO 6

Cómo se crea la experiencia humana. Los tres principios

Si lo único que aprendiera la gente
fuera a no tener miedo de su experiencia,
solo con eso cambiaría el mundo.
SYDNEY BANKS

A nivel fundamental, la experiencia humana está creada por estos tres principios: Mente Universal, Conciencia Universal y Pensamiento Universal. Estos tres principios trabajan juntos para permitirnos experimentar todo lo que hacemos en la vida y, si faltara uno de los tres, no podríamos experimentar nada. Estos principios fueron descubiertos por primera vez por Sydney Banks y ahora tengo el humilde privilegio de compartirlos contigo.

Comprender estos tres principios nos permite saber cómo podemos aliviar nuestro sufrimiento, pero también nos permite crear desde la Fuente.

MENTE UNIVERSAL

La Mente Universal es la Inteligencia que está detrás de todos los seres vivos. Es la fuerza vital y la energía que está en todas las cosas. Es cómo una bellota sabe cómo convertirse en un árbol, cómo los planetas saben cómo mantenerse en órbita, y cómo nuestros cuerpos saben cómo curarse a sí mismos cuando nos hacemos una herida. Así es como nuestro cuerpo sabe autorregularse y mantenernos vivos sin que nosotros tengamos que hacerlo todo manualmente, como respirar o hacer latir el corazón. La Inteligencia que sabe cómo hacer todo esto y que está en todas las cosas se llama Mente Universal. Muchos la llaman Dios, Inteligencia Infinita, Campo Cuántico, Fuente y otros nombres. De aquí provienen los Pensamientos y todo lo demás en el Universo. Todas las cosas están conectadas por la Mente Universal. No hay separación entre nada, y cada vez que parece haber separación entre las cosas, es tan solo una ilusión producto de aquello que pensamos. Cuando estamos conectados a la Mente Universal, nos sentimos completos, realizados, llenos de amor, alegría, paz e inspiración. Solo cuando empezamos a pensar (a creer en la ilusión o en el ego) bloqueamos este flujo de la Mente Universal y comenzamos a sentirnos separados, frustrados, solos, enojados, resentidos, tristes, deprimidos y temerosos.

CONCIENCIA UNIVERSAL

La Conciencia Universal es la conciencia colectiva de todas las cosas. Es lo que nos permite ser conscientes de que existimos y ser conscientes de nuestros pensamientos. Sin la Conciencia

Universal, no podríamos experimentar nada. Nuestros cinco sentidos no tendrían ninguna utilidad porque no habría nada de lo que ser conscientes. Esto es lo que da vida a las cosas y las hace perceptibles para nosotros.

PENSAMIENTO UNIVERSAL

El Pensamiento Universal es la materia prima del Universo a partir de la cual podemos crear. Es nuestra capacidad de pensar y dar forma a partir de la energía de la Mente Universal.

Es el objeto que podemos percibir a través de la Conciencia. Sin el Pensamiento, no tendríamos nada de lo que ser conscientes. El Pensamiento es como el DVD que contiene toda la información para que podamos ver la película en la televisión. La televisión y el reproductor de DVD son como la Conciencia: nos permiten tener un mecanismo que da vida a la información del DVD para que podamos ver y experimentar la película. La electricidad necesaria para alimentar el reproductor de DVD y la televisión es como la Mente Universal, ya que esta es la energía/fuerza invisible que conecta y alimenta todas las cosas. Es la Fuente a partir de la cual todo puede trabajar y funcionar.

CAPÍTULO 7

Si pensar es la raíz de nuestro sufrimiento, ¿cómo dejamos de pensar?

Una mente saturada no deja espacio
para un corazón en paz.
CHRISTINE EVANGELOU

EL CIELO Y EL INFIERNO:
UNA PARÁBOLA ZEN

Un día, un samurái rudo y fortachón se acercó a un maestro zen que meditaba profundamente. Impaciente y descortés, el samurái exigió con su voz ronca, tan acostumbrada a los gritos: "Dime de dónde vienen el cielo y el infierno".

El maestro zen abrió los ojos, miró al samurái a la cara y replicó con cierto desprecio: "¿Por qué debería responder ante un vago, desaliñado y desesperado como tú? ¿Crees que debo decirle algo a un gusano como tú? No te soporto. Apártate de mí. No tengo tiempo para preguntas tontas".

El samurái no pudo soportar estos insultos. Consumido por la rabia, desenvainó su espada y la alzó para cortar de inmediato la cabeza del maestro.

Mirando directamente a los ojos del samurái, el maestro zen declaró con ternura: "Eso es el infierno".

El samurái se quedó helado. De inmediato comprendió que la ira lo tenía atrapado. Su mente acababa de crear su propio infierno, uno lleno de resentimiento, odio, autodefensa y furia. Se dio cuenta de que estaba tan sumido en su tormento que estaba dispuesto a matar a alguien.

Los ojos del samurái se llenaron de lágrimas. Dejando la espada a un lado, juntó las palmas de las manos y se inclinó obsequiosamente en señal de gratitud por esta revelación.

El maestro zen reconoció suavemente con una delicada sonrisa: "Y eso es el cielo".

* * *

No es posible dejar de pensar por completo, pero lo que sí podemos hacer es reducir el tiempo que pasamos pensando para que sea cada vez menor. Poco a poco, podemos llegar a un punto en el que no pasemos la mayor parte del día atrapados en ese pensar constante y vivamos en un estado de felicidad la gran parte del tiempo.

Cuando decimos que queremos dejar de pensar, mucha gente da por sentado que queremos eliminar todos los pensamientos en general. Esto no es lo que pretendemos. Ahora que conoces la diferencia entre pensamientos y pensar, estamos trabajando para permitir que los pensamientos vengan y fluyan a través de nosotros mientras minimizamos el acto de pensar sobre esos pensamientos que emergen.

Lo más interesante y casi paradójico de detener el acto de pensar es que no tenemos que hacer nada para minimizarlo, salvo ser conscientes de ello. Al darnos cuenta de que estamos pensando y de que esa es la raíz de todo nuestro sufrimiento, de forma automática nos hacemos conscientes y nos desapegamos, y así permitimos que se asiente y pase. Esto no requiere casi ningún esfuerzo y se hace a través de la pura presencia en el momento.

He aquí la analogía de uno de mis mentores que ilustra este concepto:

Imagina que te doy un cuenco con agua sucia y turbia. ¿Qué responderías si te preguntara cómo le harías para aclarar el agua?

Tómate 15 segundos para ver qué respuestas obtienes antes de continuar.

La mayoría de la gente dice que hay que filtrar el agua o incluso hervirla. Lo que no sabe es que si dejamos reposar el cuenco de agua sucia durante un tiempo, veremos que la suciedad empieza a asentarse por sí sola en el agua y, al cabo de un rato, el agua se aclarará.

Así funciona también nuestra mente. Si dejamos que se asiente sin perturbarlo tratando de "filtrarlo" o "hervirlo", el acto de pensar se calmará por sí solo y nuestra mente se liberará de ello. El estado natural del agua es claro, y el estado natural de nuestra mente también es claro si no lo perturbamos.

Si la vida empieza a parecerte confusa, desorganizada, estresante y no estás seguro de qué hacer a continuación, ahora sabes que es solo porque el acto de pensar está agitando la suciedad, lo cual provoca que tu mente se enturbie y te cueste ver hacia delante. Puedes utilizar esto como indicador para darte cuenta de que estás pensando demasiado.

Una vez que nos percatamos de que solo sentimos lo que pensamos y de que pensar es la raíz de nuestra experiencia desagradable, lo vemos como lo que realmente es. Entonces permitimos que se asiente dándole espacio, y poco a poco veremos cómo empezamos a tener la mente clara de nuevo.

También puedes comparar el acto de pensar con las arenas movedizas. Cuanto más luchamos en contra de este acto, más amplifica las emociones negativas y peor se pone. Lo mismo ocurre con las arenas movedizas. Si estamos en arenas movedizas, la forma de salir no es luchar contra ellas. Si entramos en pánico y tratamos frenéticamente de luchar contra ellas, solo conseguiremos que las cosas empeoren, que nos aprieten más y que nos jalen más deprisa hacia abajo. La única manera de salir es dejar de luchar y permitir que la flotabilidad natural del cuerpo se encargue de llevarnos de nuevo a la superficie con facilidad. La única forma de liberarnos de nuestros pensamientos es dejarnos llevar y confiar en que nuestra sabiduría interior natural nos guiará de vuelta a la claridad y la paz, como siempre lo ha hecho.

Si te encuentras fluctuando entre pensar y no pensar, debes saber que es algo por completo normal. No hay forma de permanecer en un estado de no pensar cada segundo de cada día y, si intentamos convertirlo en un objetivo, vamos a sufrir porque nos obligaremos a pensar de nuevo.

Somos seres espirituales infinitos viviendo una experiencia física finita. Por ello, somos literalmente un portal viviente entre lo humano y lo divino, de modo que oscilaremos de forma natural entre los dos estados de ansiedad/estrés y alegría/paz. No podemos controlar ni evitar la oscilación entre pensar y no pensar, pero podemos minimizar el tiempo que pasamos pensando y así crear más momentos en los que nos sentimos alegres, en paz, apasionados y llenos de amor.

Aunque la imposibilidad de controlar cuándo empezamos a pensar puede parecer que nos condena a un destino inevitable, no es algo que deba preocuparnos, porque siempre podemos volver al estado de no pensar. Es solo una parte de nuestra hermosa experiencia humana.

Lo que puede darnos verdadera tranquilidad es saber que ese estado de pura paz, amor y plenitud subyace debajo del acto mismo de pensar en un momento dado. Ese hermoso estado que siempre deseamos es algo que nunca podemos perder, solo olvidar. Pero que lo olvidemos no significa que no esté ahí. Igual que cuando se hace de noche y se pone el sol, sabemos que el sol siempre está ahí, simplemente no podemos verlo. Si cuando se pone el sol pensamos que tal vez nunca volverá, entonces es comprensible que tengamos muchos pensamientos de ansiedad y temor. Lo mismo ocurre con nuestro estado de ánimo.

Estamos a un momento de recordar que siempre tenemos ese pozo infinito de claridad, amor, alegría, paz y plenitud. Algunas veces lo olvidaremos, pero cuando lo recordemos y nos demos cuenta de que estamos atrapados en el acto de pensar, experimentando emociones negativas, eso nos permitirá volver a casa, a nuestro hermoso estado natural. Todo lo que tenemos que hacer es recordarlo, saber que esto es solo lo que pensamos, y tener paz sabiendo que el sol no se ha ido para siempre y que volverá a salir muy pronto. Comprenderlo nos permitirá apreciar también la noche por su existencia y su papel en el Universo. A partir de ahí, podremos ver cómo está destinada a formar parte de nuestra experiencia humana y empezar a apreciar su belleza tanto como la del sol.

CAPÍTULO 8

¿Cómo podemos prosperar en el mundo sin pensar?

La ansiedad es pensar sin control.
Fluir es controlar sin pensar.
JAMES CLEAR

He aquí una pregunta que te guiará hacia una visión de este tema:

¿Qué pensamientos pasan por tu cabeza cuando estás haciendo tu mejor trabajo, cuando estás cautivado y fascinado completamente por ello?

Tómate unos 15 segundos para esperar a que aparezca una respuesta antes de continuar.

Si todavía no has tenido la intuición o epifanía de la respuesta, aquí tienes otra pregunta que puede orientarte en la dirección correcta:

Cuando te gusta tanto lo que haces y estás tan absorto en ello que pierdes la noción del tiempo y de la vida (es decir, cuando estás en un estado de flujo total), ¿qué pensamientos pasan por tu cabeza cuando estás en ese estado de flujo?

Haz una pausa aquí y espera a que surja la respuesta (tómate unos 30-60 segundos para que aparezca la intuición).

Cuando estás trabajando lo mejor que puedes y estás en un estado total de flujo, donde no hay separación entre tú o el trabajo que estás haciendo, no tienes pensamientos. Y si tienes pensamientos, fluyen a través de ti sin que tengas que pensar. En otras palabras, el estado de máximo rendimiento para los humanos puede describirse como el estado de no pensar. Puede parecer una locura, pero hacemos nuestro mejor trabajo cuando no estamos pensando, y tú acabas de comprobarlo con tu propia experiencia.

He aquí otro ejemplo que te ayudará a esclarecer la verdad de este tema. Cuando compiten atletas profesionales o incluso olímpicos, ¿crees que están pensando y analizando en exceso cada cosa que ocurre durante la competencia? ¿Qué pensamientos crees que tienen durante ese momento? Los atletas de alto rendimiento dicen que cuando están en su mejor momento se encuentran en "la zona". Esta "zona" es el estado de flujo o *flow* o el estado de no pensar.

En la cultura japonesa tienen una hermosa palabra para describir este fenómeno: *mushin*.

Aquí está la definición de Shotokantimes:

El *mushin* se consigue cuando la mente está libre de pensamientos aleatorios, libre de ira, libre de miedo y, sobre todo, libre de ego. Se aplica durante el combate y en otras facetas de la vida. Cuando se alcanza *mushin* durante el combate, hay ausencia de pensamientos sueltos o divagantes. Deja al practicante libre para actuar y reaccionar sin vacilaciones. Reacciona con base en todo el estudio y entrenamiento que ha llevado al karateka hasta ese punto. No confía en lo que cree que debería ser su siguiente movimiento, sino en lo que su reacción entrenada, instintiva y subconsciente le indica hacer.

Después de la práctica, pensar obstaculiza el rendimiento de los atletas y lo mismo ocurre con todo el mundo. Solo vacilamos, somos renuentes, tenemos dudas, inseguridades y miedos cuando empezamos a pensar y a analizar en exceso. Funcionamos y rendimos al máximo y encarnamos todo nuestro potencial cuando entramos en un estado de no pensar. Sin pensar, estamos libres de las limitaciones del ego y podemos crear las cosas más increíbles del mundo. No te pido que adoptes esta creencia, sino que la pruebes y la experimentes por ti mismo, para que te convenzas y la hagas tuya.

CAPÍTULO 9

Si dejamos de pensar, ¿qué hacemos con nuestros objetivos, sueños y ambiciones?

> *No hay limitaciones para la mente,*
> *excepto aquellas que reconocemos.*
> NAPOLEON HILL

PIENSO, LUEGO SUFRO

Cuando por fin comprendí que pensar era la raíz de todo mi sufrimiento, me puse a dar saltos de alegría, exultante, aliviado y agradecido por haber descubierto la verdadera razón de todo lo negativo que había experimentado en mi vida. Sin embargo, este éxtasis duró poco, porque una vez que el entusiasmo se asentó, aparecieron los siguientes pensamientos en mi mente:

Si pensar es la raíz de todo mi sufrimiento y dejo de pensar, ¿cómo viviré mi vida ahora? ¿Qué pasará con todos mis objetivos, sueños y ambiciones? ¿Dejaré de querer cosas en la vida? ¿Me convertiré en un holgazán que pasa el día mirando televisión y que ya no hace nada con su vida?

Por si te lo estabas preguntando, sí, tengo poderes telepáticos, y sí, puedo leerte la mente. Es broma, pero si estás cuestionándote cómo he escrito las preguntas exactas o muy similares a las que probablemente te estás planteando ahora mismo y cómo sé qué estás pensando, es porque yo también soy humano, contrario a la creencia popular. Todos estamos en viajes similares para despertar a nuestro Verdadero Ser, así que ten por seguro que mucha gente tiene exactamente los mismos pensamientos que tú estás teniendo ahora mismo mientras llegas a ver tu verdadera magnificencia.

Volvamos ahora a la cuestión de qué hacemos con nuestros objetivos, sueños y ambiciones si dejamos de pensar. Mientras reflexionaba sobre estas cuestiones, empezó a aflorar una cantidad increíble de miedo y ansiedad porque pensaba que tendría que renunciar a todo y convertirme en un monje en medio de las montañas.

No estaba preparado para ello. Por mucho que deseara la iluminación y el desapego en mi vida, en verdad disfrutaba estar en el mundo experimentando la plenitud de la vida con otras personas, aunque hubiera mucho sufrimiento en ella.

Esto es lo que he descubierto sobre qué hacer con nuestros objetivos y sueños de acuerdo con esta nueva comprensión. Como hemos mencionado en capítulos anteriores, hay una diferencia entre pensamientos y pensar. La fuente de los pensamientos y la fuente del pensar son diferentes, y es esa fuente lo que determinará si causa sufrimiento o no.

Del mismo modo, el origen de nuestras metas y sueños determinará si nos sentimos bien persiguiéndolos o no. Como todo en este mundo, no hay nada inherentemente bueno o malo, solo nuestra forma de pensar lo clasifica así. Los objetivos, los sueños y las ambiciones no son buenos ni malos, así que no se trata de una cosa o la otra, sino más bien del origen de esos objetivos.

Hay dos fuentes de objetivos: los objetivos creados por inspiración y los objetivos creados por desesperación.

Cuando los objetivos se crean por desesperación, sentimos una enorme sensación de escasez y urgencia. Percibimos una gran pesadez, como una carga, incluso podemos sentirnos intimidados por la colosal tarea a la que nos acabamos de comprometer; el síndrome del impostor empieza a manifestarse, dudamos de nosotros mismos y sentimos que nunca tenemos tiempo suficiente para nada. Llevamos una vida frenética, buscando con desesperación respuestas y formas de alcanzar nuestro objetivo más rápido, siempre mirando hacia fuera, sintiendo que nunca tenemos suficiente o que nunca podremos conseguirlo. Lo peor de todo es que si logramos nuestro objetivo, a las pocas horas o días, vuelven a emerger los mismos sentimientos de carencia. Comenzamos a sentirnos insatisfechos con lo que hemos hecho, incapaces de saborear nuestros logros y, como lo que hacemos nunca nos parece suficiente, nos sentimos igual con nosotros mismos. Sin saber qué más hacer, miramos a nuestro alrededor en busca de orientación externa para ver lo que otros hacen y nos percatamos de que también ellos siguen haciendo lo mismo. Por lo tanto, seguimos adelante y procedemos a establecer otro objetivo por desesperación en un intento por escapar de todos los sentimientos negativos que corroen nuestra alma. Cuando profundizamos un poco más en este tipo de objetivos que nos fijamos, todos ellos suelen ser "objetivos de medios" y no "objetivos finales". En otras palabras, los objetivos que nos fijamos en este estado de desesperación son todos medios para un fin. Siempre hay una razón por la que queremos conseguir el objetivo y este es siempre el medio para alcanzar otra cosa. Por ejemplo, queremos crear un negocio multimillonario porque queremos libertad financiera, o queremos dejar nuestro trabajo para poder escapar del estrés y la ansiedad que nos produce. Sentimos que TENEMOS que hacer estas cosas en lugar de QUERER hacerlas. Los objetivos creados a partir de la desesperación suelen ser "realistas" y se generan a partir del análisis de nuestro pasado y de lo que creemos que es "plausible" en ese momento. Es una sensación de confinamiento y limitación. Aunque este tipo de objetivos y sueños pueden emocionarnos en el momento, en cuanto empezamos a intentar crearlos, sentimos una carencia y nos desesperamos por hacerlos realidad. Paradójicamente, si conseguimos un objetivo creado a partir de la desesperación, acabamos sintiéndonos aún más vacíos que antes de conseguirlo. El siguiente paso "lógico" que tendemos a dar es fijarnos un objetivo aún más grande, fruto de una desesperación aún mayor, con la esperanza de sentirnos completos por dentro.

Así es como la mayoría de nosotros fijamos nuestros objetivos y vivimos nuestra vida. Tampoco digo esto para criticar o juzgar en absoluto, sino para revelar la realidad. La única razón por la que pude describirlo con dolorosos e insoportables detalles es porque así era mi vida.

He aquí la buena noticia: no es culpa tuya que te fijes objetivos de esa manera y hay una salida. Consiste en crear metas y sueños a partir de la inspiración en lugar de la desesperación.

Cuando creamos objetivos por inspiración y no por desesperación, la historia es por completo diferente. En este estado, creamos porque nos sentimos profundamente conmovidos, inspirados y entusiasmados. Lo sentimos como una llamada más que como una obligación. Es como si una poderosa fuerza vital surgiera de nuestro interior y quisiera expresarse a través de nosotros para manifestarse en el mundo físico. Por eso los pintores pintan, los bailarines bailan, los escritores escriben y los cantantes cantan, aunque nunca les paguen ni vivan de ello. Nos sentimos atraídos por una fuerza que nos impulsa a crear algo. Gravitamos hacia ello. Nos sentimos obligados a hacerlo. Cuando nos sentimos así, creamos desde la abundancia y no desde la carencia.

Lo más sorprendente de todo es que, en este estado, no creamos por ninguna razón en absoluto, sino simplemente porque queremos hacerlo. No creamos porque sintamos que TENEMOS que hacerlo. Creamos porque simplemente queremos y no hay otra razón. No creamos estos objetivos para poder hacer otra cosa o para que sirvan como un medio para alcanzar algo más. Esta creación proviene de un lugar de plenitud y abundancia. Es un desbordamiento de amor y alegría por la vida. Esta es la razón por la que la mayoría queremos o tenemos hijos. No es para quitarles dinero a nuestros hijos cuando tengan edad para trabajar y, con suerte, utilizarlos como plan de jubilación. Queremos tener hijos porque queremos compartir con ellos la abundancia de lo que tenemos, y lo hacemos desde la perspectiva de compartir lo que tenemos en abundancia en lugar de intentar quitarles algo.

Este sentimiento de profunda inspiración es increíblemente difícil de describir porque no proviene de este mundo. En realidad, no proviene de nosotros, sino de algo más grande que se expresa a través de nosotros. Me gusta llamar a este sentimiento *inspiración divina* porque las ideas y la visión que tenemos de lo que queremos crear parecen mucho más grandes de lo que podríamos haber imaginado o ideado nosotros mismos. Como la *inspiración divina* no proviene de nosotros, sino de algo más grande, no analiza ni se basa en datos pasados ni en lo que tú o cualquier otra persona del mundo ya haya logrado. La inspiración divina es lo que ocurre cuando surgen creaciones e inventos revolucionarios que parecían imposibles hasta hace no mucho tiempo. No conoce fronteras, límites ni restricciones. Es una fuerza increíblemente expansiva que nos da energía y nos eleva, y nos hace sentir como si estuviéramos "volando alto" en la vida. En este estado, nos sentimos enteros, completos, llenos de amor incondicional, alegría y paz. No analizamos, comparamos, criticamos, juzgamos ni racionalizamos nada, sino que realmente vivimos, amamos, compartimos, damos, creamos, crecemos y nos nutrimos. Es en verdad uno de los sentimientos más grandes que podemos experimentar, y es un auténtico regalo ser capaces de experimentar lo divino como humanos (lo cual es posible gracias a que procedemos de la misma fuente).

Todas las personas han experimentado este profundo sentimiento y deseo de crear algo maravilloso en el mundo que surge de la pura inspiración y no de la desesperación. Antes de pasar al siguiente párrafo, te animo a que pongas a prueba esta teoría. Haz una pausa aquí y dedica unos minutos a pensar en momentos de tu vida en los que hayas experimentado un sentimiento abrumador y el deseo de crear algo magnífico porque te sentías profundamente inspirado y llamado a ello. No importa si lo creaste o no, solo piensa en un momento en el que sentiste la necesidad de crear por inspiración.

¿No es una de las sensaciones más increíbles del mundo? La mayoría sentimos esa inspiración divina, pero la reprimimos en cuanto empezamos a pensar en hacerla realidad. Comenzamos a dudar de nosotros mismos, a racionalizar sobre por qué no podemos hacerlo, a decirnos que no es realista, que deberíamos centrarnos en cosas más importantes y que no somos lo bastante buenos para hacerlo. En cuanto empezamos a darle vueltas a la idea de lo que queremos crear, se apaga por completo esa fuente de inspiración y volvemos a vivir la vida como siempre. Cuando cortamos esa fuente, también cortamos los sentimientos de abundancia, emoción, éxtasis, alegría, amor puro e incondicionado, y volvemos a los sentimientos de duda, ansiedad, desengaño, tristeza, y nos sentimos atrapados, atascados y frustrados con nuestra vida.

Solo podemos seguir un llamado a la vez, el de la inspiración o el de la desesperación en el momento presente. Los dos no pueden coexistir al mismo tiempo, pero podemos fluctuar entre ambos dependiendo de cuánto pensemos.

Cuando dejamos de pensar, no dejamos de tener metas y sueños, en realidad volvemos a nuestra verdadera naturaleza y empezamos a crear metas y sueños por inspiración en lugar de por desesperación. Comenzamos a permitir que los pensamientos del Universo entren en nuestra mente y nos lleven a la inspiración divina para crear algo que nunca se haya creado antes en el mundo. Cuando seguimos la inspiración divina, nos sentimos vivos, plenos, alegres, amados, en paz y realizados.

Entonces, ¿cómo podemos saber si un objetivo o un sueño nace de la inspiración o de la desesperación?

Una forma sencilla de saber si un objetivo o un sueño es fruto de la inspiración es recordar la diferencia entre pensamiento y pensar. Los objetivos y sueños que surgen a manera de pensamiento son fruto de la inspiración. Los objetivos y sueños que surgen del acto de pensar son fruto de la desesperación.

Por lo general, cuando pensamos, analizamos, juzgamos, criticamos, racionalizamos y usamos nuestro pasado para tratar de crear nuestras nuevas metas, pero esta forma de crearlas se siente en extremo restrictiva y limitante. No solemos sentirnos bien cuando creamos este tipo de objetivos y, cuando los perseguimos, tampoco nos sentimos bien, ya que todo es fruto de la desesperación.

Otra manera de identificar ambas formas de crear es descubrir cómo te sientes a nivel energético. Los objetivos y sueños creados a partir de la desesperación se sentirán muy pesados, agobiantes, limitantes y vacíos. Tendemos a sentir escasez, miedo y estrés, como si TUVIÉRAMOS que hacerlo o como si estuviéramos obligados a ello. Con este tipo de objetivos, parece que, si no los logramos, habrá consecuencias nefastas, de ahí la gran presión y lo que está en juego (estoy seguro de que ahora puedes ver cómo esto puede crear la sensación de desesperación). Además, sentimos que intentamos cumplir estos objetivos para escapar de nuestra situación actual y salir de algo. Nuestros objetivos creados en este estado suelen ser medios, lo cual significa que queremos lograrlos para poder hacer otra cosa después, como por ejemplo el objetivo de dejar nuestro trabajo. Lo más probable es que tengas esta meta porque quieres hacer algo que en realidad disfrutas, es decir, puedes ver cómo la meta de renunciar a tu trabajo es solo un medio para que puedas hacer algo más. O tener el objetivo de ganar un millón de dólares suele ser un medio porque, realmente, quieres tener libertad financiera e irte a viajar por el mundo. Estos objetivos son siempre un medio para alcanzar un fin y no el fin en sí mismo. Siempre hay una razón por la cual queremos alcanzar estos objetivos, y nos hace sentir muy vacíos por dentro.

Quiero subrayar que ninguno de estos objetivos es intrínsecamente malo, ni lo anterior significa que no debamos tener como objetivo querer ganar dinero o dejar el trabajo. Si esos objetivos se crean por inspiración, es muy diferente. Depende de la fuente de los objetivos y no del objetivo en sí mismo. Es importante hacer esta distinción, de lo contrario pasarás la mayor parte del tiempo debatiendo y estresándote sobre si es el objetivo adecuado para ti o no. No hay un objetivo correcto o incorrecto, solo objetivos creados por inspiración o desesperación. Todo depende de cómo quieras sentirte, y cuando seas consciente de estos dos tipos de objetivos y de cómo se manifiestan, podrás sentirte feliz mientras creas cosas increíbles en tu vida.

Por otro lado, los objetivos y sueños creados a partir de la inspiración (que proviene del pensamiento) son muy ligeros, energizantes, edificantes y expansivos. Tendemos a sentirnos emocionados, alegres y, lo que es más importante, inspirados. No sentimos que TENEMOS que crearlo, sino que QUEREMOS hacerlo. En lugar de sentir que NECESITAMOS hacerlo, nos sentimos inspirados. En realidad, no hay presión, porque no estamos tratando de salir de algo o escapar de nuestra situación actual mediante el logro de este objetivo. No hay escasez o urgencia porque no sentimos que estamos creando desde un lugar de carencia, sino desde un lugar de abundancia y solo queremos compartirlo con el mundo. Como viene de la inspiración, no lo hacemos para obtener algo y poder hacer otra cosa. No es un medio, sino un fin en sí mismo. No hay ninguna "razón" para crearlo. No creamos para sentirnos completos, sino porque nos sentimos completos y queremos dar desde ese lugar, sin esperar nada a cambio.

Estoy seguro de que ahora puedes ver la gran diferencia entre los dos y que puedes decir a qué tipo pertenecen tus objetivos actuales. Si la mayoría de tus objetivos pertenecen a la categoría de la desesperación, no te preocupes porque la mayoría de las personas tienen objetivos creados así, incluido yo mismo antes de conocer una forma mejor.

Entonces ¿cómo crear objetivos y sueños desde la inspiración y no desde la desesperación?

Crear metas y sueños a partir de la inspiración divina no es algo que tengas que intentar hacer. De forma natural tenemos pensamientos de inspiración infinita todo el tiempo. Si miras a los niños, ellos por naturaleza tienen los sueños y las ideas más locas de lo que quieren hacer. Casi nunca les pasa por la cabeza que no puedan hacer algo. La única diferencia entre nosotros y los niños es que nosotros hemos aprendido a apagar todos esos pensamientos de inspiración que contienen nuestros sueños, esperanzas y objetivos que realmente queremos ver manifestados en el mundo. Nuestra mente está más llena de razones de por qué no podemos que de pensamientos de lo que queremos crear.

De forma innata, nos recorre un flujo infinito de inspiración, pero lo bloqueamos en cuanto empezamos a pensar en los pensamientos que tenemos, lo cual provoca que dudemos de nosotros mismos, que nos autosaboteemos y que sintamos ansiedad. Piensa en el flujo de inspiración creadora como un río. El río siempre fluye hasta que el hombre pone algo para bloquearlo, como un dique. Entonces, cuando el dique está ahí, nos preguntamos por qué mueren tantos peces cuando lo único que tenemos que hacer es devolver el río a su estado natural y todo funcionará a la perfección, tal y como lo concibió la naturaleza.

Lo mismo ocurre con nuestra mente y nuestros objetivos. Cuando estamos conectados con nuestra sabiduría e inteligencia internas, libres de pensamientos, soñamos, tenemos grandes metas y sabemos qué hacer en todo momento. Si no pensamos en nuestros pensamientos, cualquier tipo de pensamiento sobre sueños, metas y deseos que surja de forma natural provendrá de lo divino y así es como "creamos" metas a partir de la inspiración y no desde la desesperación.

Una pregunta que me ayuda mucho a asentar el acto de pensar y a aprovechar el pozo ilimitado de posibilidades de lo que podría crear es:

"Si tuviera dinero infinito, si ya hubiera viajado por el mundo, si no tuviera miedo y si no recibiera ningún reconocimiento por lo que hago, ¿qué haría o qué crearía?".

Siempre que hacemos preguntas, surgen respuestas. Es imposible que nuestro cerebro escuche una pregunta y no se le ocurra una respuesta. Así que cuando te hagas esta pregunta, lo que empiece a surgir sin ningún pensamiento manual provendrá de lo divino y de la inspiración en contraposición a la desesperación.

La manera en que está formulada la pregunta es en extremo importante porque elimina la mayor parte de lo que pensamos, el miedo, la crítica y las razones externas de por qué querrías hacer algo, así que centra tu respuesta en lo que en realidad quieres crear (por lo general, la única razón por la cual quieres crearlo es porque es divertido), sin influencias del mundo material.

Prueba a plantearte la pregunta y a ver qué se te ocurre. Te sorprenderá lo que sale a la superficie, sin embargo, no te quedes atrapado en lo que pienses cuando esos verdaderos sueños tuyos empiecen a revelarse.

Para una mente a la que no la limita pensar, todo es posible.

CAPÍTULO 10

Amor incondicional y creación

El mayor poder que la humanidad puede alcanzar
es el poder del amor incondicional.
Es cuando la gente ama sin limitaciones,
sin condiciones ni ataduras.

TONY GREEN

AMOR INCONDICIONAL

Aprendí el amor incondicional de mi extraordinaria compañera, Makenna. Durante la mayor parte de mi vida, siempre cuestioné todo. Tenía que saber por qué las cosas eran como eran, si no, me volvía loco. No podía experimentar la vida sin conocer el significado de las cosas y la razón detrás de todas ellas.

Desde luego, como haría cualquiera en una relación después de un año de noviazgo, le pregunté a Makenna por qué me quería. Ella respondió inocentemente que no sabía por qué, solo sabía que me amaba. Entonces me preguntó por qué la amaba, y le enumeré docenas de razones diferentes. Desde su hermosa sonrisa hasta su adorable risa, lo puro que es su corazón, lo mucho que quiere a su familia, lo inteligente que es, y la lista seguía casi indefinidamente.

Estamos juntos desde hace siete años y, cada cierto tiempo, desde aquella primera vez, le pregunto por qué me ama e, incluso hasta ahora, me sigue diciendo lo mismo: "No lo sé, solo sé que lo siento. Y mucho".

Durante mucho tiempo, esto me molestaba un poco porque no entendía por qué ella no sabía por qué me amaba. Yo podía enumerar 50 razones por las cuales la amaba, pero ella no podía enumerar ni unas pocas. Aun así, a lo largo de los años, la he amado tanto que no me importaba que no lo supiera. Lo aceptaba y seguía queriéndola porque no podía evitarlo.

No fue sino hasta hace unos meses que me di cuenta de por qué ella no podía pensar en las razones por las cuales me amaba. Empecé a cuestionar las razones que yo tenía para amar a Makenna. Entonces tuve una epifanía que cambió mi vida para siempre.

Me pregunté si la quería por su risa o porque le encanta ayudar a los demás. ¿Qué pasa si un día no se ríe o no ayuda a alguien? ¿Dejaría de quererla si no hacía las cosas que yo decía que eran las razones por las cuales la quería? Me di cuenta de que si creo razones por las que la quiero, entonces mi amor por ella está condicionado a esos rasgos o acciones específicos y, si ella no las hace, entonces no la quiero. Esto, por supuesto, no es cierto.

En ese momento, tuve una visión impresionante: Makenna no podía enumerar las razones por las cuales me amaba porque su amor por mí era incondicional. No había razones por las que me amara, porque si las tuviera, significaría que solo me amaría si yo expresara esos rasgos o hiciera esas cosas que ella tenía en mente.

Su amor por mí no se basa en mi estado de ánimo o en lo que haga, su amor por mí va más allá de todas las "razones" y no proviene de un lugar de reciprocidad. No me ama porque yo la ame, ni me ama por lo que yo pueda hacer por ella. Experimenta tanto amor dentro de sí misma que es una efusión de amor en abundancia que me regala incondicionalmente.

Intentar articular el sentimiento de esto y de dónde proviene es probablemente lo más difícil que he hecho en mi vida porque estoy intentando describir lo indescriptible.

A partir de esta experiencia, aprendí a hacer que mi amor por Makenna fuera incondicional, sin poner razones o condiciones para amarla (porque si lo hiciera, por defecto pondría condiciones para no amarla). Ahora hay tanto amor en mí, porque lo he experimentado, que simplemente hay un torrente de amor incondicional en el que no puedo evitar amarla pase lo que pase. Este amor incondicional no viene de razones externas, sino que proviene de la fuente infinita de la que todos venimos.

Todos estamos conectados a este amor puro e incondicional, que es Dios, el Universo o cualquier otro nombre que elijas. Lo único que se interpone es nuestro pensar, que nos separa y nos aísla de ese amor incondicional.

CREACIÓN INCONDICIONAL

La creación incondicional es la forma más pura de creación que existe. Cuando algo se crea a partir del amor incondicional, no podemos evitar sentirnos impresionados. La creación incondicional es siempre innovadora, única, nueva, cautivadora, audaz, diferente, revolucionaria a su manera. Muy pocas personas operan en este espacio porque siempre ponemos condiciones a lo que hacemos o creamos.

Por ejemplo, siempre que trabajamos para conseguir el objetivo de ganar más dinero, podemos ir y tratar de crear ingresos para nosotros mismos. Esto es creación condicional porque nadie quiere dinero solo por tenerlo. La mayoría de la gente quiere dinero para otra cosa o para poder utilizarlo en algo que desea.

Esto, por naturaleza, hace que lo que están creando sea condicional. Solo lo crean porque quieren obtener algo de ello. Cuando creamos algo para algún otro propósito, por lo general, no disfrutamos del proceso de creación, porque siempre es solo un medio para alcanzar un fin, nunca un fin en sí mismo.

Por eso siempre tenemos la sensación de estar persiguiendo, luchando, esforzándonos, intentándolo y sintiéndonos en todo momento estresados y desbordados. Incluso después de lograr nuestro objetivo, solo lo disfrutamos durante unos segundos y luego vamos tras otra meta que tenemos que perseguir porque en realidad nunca conseguimos lo que estábamos buscando.

Lo que buscamos en última instancia son sentimientos. Queremos más dinero para tener una sensación de seguridad y paz. Queremos pasar tiempo con nuestra familia porque nos hace sentir mucho amor y alegría. Queremos hacer lo que nos gusta porque nos da una sensación de plenitud interior. Todos estos son, a fin de cuentas, sentimientos que intentamos conseguir, pero seguimos pensando que la meta o el objeto que queremos nos dará esos sentimientos. Esta idea es intrínsecamente errónea porque nuestros sentimientos solo pueden surgir de nuestro interior, no de cosas externas. Las cosas externas pueden impulsarnos a crear sentimientos, pero finalmente somos nosotros quienes los producimos desde nuestro interior.

Lo paradójico (como todo en la dualidad de la vida) es que **cuando creamos algo sin condiciones ni motivos, en realidad sentimos de inmediato todos los sentimientos positivos que deseamos.**

La creación incondicional es crear algo sin que sea para otro fin, sino puramente crearlo tan solo porque queremos hacerlo. No es por dinero, fama, amor o cualquier otra cosa. Lo creamos nada más porque queremos hacerlo. Esto es crear desde la abundancia. Cuando creamos desde este estado, ya nos sentimos completos por dentro y todo el amor que queremos sentir ya lo sentimos en el momento.

Solo podemos perseguir la creación incondicional si nos encontramos en el estado de no pensar. Nuestro cerebro nos hará pensar que no tiene sentido hacer algo tan solo porque queremos, pero ese es el secreto. Tan pronto como hacemos las cosas sin ninguna otra razón, entramos en el reino de vivir nuestra vida sin condiciones. Es entonces cuando experimentamos la fluidez, la unidad y una conexión directa con el Universo/Dios.

CAPÍTULO 11

¿Qué hacer después de experimentar paz, alegría, amor y plenitud en el presente?

No pienses. Complica las cosas.
Solo siente, y si se siente como estar
en casa, entonces sigue ese camino.
R. M. DRAKE

Si has estado aplicando los principios del libro, lo más probable es que hayas podido encontrar la paz mediante no pensar. Si no es así, te animo a que recuerdes que todos nuestros sentimientos negativos se originan por pensar. Todo lo que tienes que hacer es ser consciente de ello, lo que hará que el acto de pensar se asiente como la suciedad se asienta en el agua turbia. Una vez que veas que es solo lo que piensas y que no hay nada que temer, experimentarás la verdadera paz en tu vida en el presente.

Una vez que experimentes la paz, es posible que no estés seguro de qué hacer a continuación. En este momento, es posible que sientas preocupación, ansiedad y duda. Muchos de mis clientes, y también me incluyo, empezaron a preguntarse si habían perdido las ganas de hacer algo en el mundo. **No te preocupes, todo esto es normal y forma parte del proceso del despertar.**

Ya has aprendido la parte más difícil, que es practicar el no pensar y evitar que los pensamientos negativos controlen tu vida.

La razón por la que sentimos preocupación, ansiedad y duda después de haber experimentado la paz es porque acabamos de soltar todo lo que creíamos conocer en el mundo. Lo que en realidad ocurre es la muerte del ego personal. Una consecuencia natural es que, una vez que el ego personal se ve amenazado, hará todo lo que esté en su mano para recuperar de nuevo el control sobre tu vida.

El ego es algo de lo que no podemos deshacernos para siempre, por eso, incluso después de experimentar la paz, pueden surgir sentimientos de duda, preocupación y ansiedad. Es en este momento cuando el ego (pensar) volverá a aparecer para intentar reclamar su trono. Pero no te preocupes porque ya has aprendido cómo puedes desmantelar rápidamente tu ego (pensar), recordando que pensar es la única causa de tus sentimientos negativos. No se trata de impedirle a tu mente pensar, sino de acortar el tiempo que tardas en recordar que es solo eso, pensar, lo que causa las emociones negativas. Es imposible evitar pensar porque está muy arraigado en nosotros.

Por ejemplo, está en nuestra naturaleza humana que, cuando de pronto vemos que estamos a punto de pisar una serpiente venenosa en nuestro camino, nos asustemos. Pero cuando te das cuenta de que es solo un pedazo de cuerda, ves a través de la ilusión, y reconoces que pensar es lo que te causó el miedo y reanudas tu tranquilo paseo por el hermoso sendero. No podemos evitar esa reacción inicial, pero siempre podemos reincorporarnos a la verdad y volver a nuestro estado natural de paz, y eso es todo lo que importa.

Otra razón por la cual podemos sentir ansiedad, preocupación y duda una vez que experimentamos la paz es porque estábamos utilizando una cantidad colosal de energía cuando pensábamos todo el tiempo. La mayoría de la gente pasa gran parte del día en un estado de estrés (pensando), que consume enormes cantidades de energía. Cuando dejamos de pensar, esta energía que solíamos usar para pensar ahora está "liberada", pero como aún no ha sido dirigida a ninguna parte, volvemos a nuestros viejos patrones de ocupar esa energía de nuevo en pensar porque así es como hemos sido condicionados. Lo que podemos hacer en este caso es canalizar la nueva energía hacia nuestros objetivos de inspiración. Esta es la cura y la intervención para evitar que esta energía regrese al pensamiento excesivo.

Para que esto funcione, asegúrate de dedicar tiempo a crear tus objetivos desde la inspiración (y no desde la desesperación) y a tenerlos en mente para poder canalizar toda tu energía hacia ellos una vez que experimentes este fenómeno. Si en tu mente solo hay objetivos desesperados, dedicar energía a ellos solo perpetuará que pienses y haya sentimientos negativos.

Lo que suele ayudar a muchas personas en esta etapa es tener también un "ritual de activación". Un ritual de activación es una rutina matutina que ayuda a entrar en un estado de no pensar y flujo. Te ayuda a tomar impulso en una dirección positiva nada más levantarte, para que te resulte más fácil mantenerte en ese estado de no pensar durante el resto del día. Un objeto en movimiento permanece en movimiento. No había entendido por qué los maestros espirituales y todos los grandes líderes tienen una rutina matutina hasta que comprendí el poder de no pensar y del impulso.

He aquí la buena noticia: ahora que toda tu energía ya no está atada al acto de pensar, puedes usar esta energía liberada y canalizarla para crear nuevas metas a partir de la inspiración con el fin de alimentarte e impulsarte hacia tu nueva vida llena de paz, alegría y amor.

CAPÍTULO 12

Nada es bueno ni malo

No existe nada bueno ni malo;
pensar lo hace parecer así.
WILLIAM SHAKESPEARE

Hay una analogía que ayuda a poner esto en perspectiva. En un piano hay 88 teclas. Cuando miramos un piano, no señalamos una tecla específica sin motivo y decimos que esa tecla está "mal". Solo pensamos que una tecla específica está "mal" si alguien está ejecutando una canción en particular y creemos que toca una tecla incorrecta.

Intrínsecamente, el piano no tiene teclas equivocadas. Solo hay teclas y notas que suenan más o menos agradables cuando se tocan de forma consecutiva.

Igual que no hay teclas equivocadas en el piano, no hay decisiones "equivocadas" en la vida. Solo pensamos cosas que nos producen sensaciones agradables o no tan agradables. Cuando ponemos las cosas en la caja de lo correcto o lo incorrecto, de lo bueno o lo malo, se crea la dualidad y las condiciones en nuestra vida, las cuales determinan cómo nos sentimos.

Por ejemplo, si creemos que los partidos políticos de oposición están equivocados o son malos, esto puede provocar animadversión en nosotros y hacernos sentir un cúmulo de emociones negativas.

Si, por el contrario, vemos los distintos partidos políticos del mismo modo que hay distintas teclas en el piano y consideramos que no hay partidos inherentemente "equivocados", entonces nos abrimos a experimentar el amor, la alegría y la paz en el mundo. Empezamos a ver perspectivas alternativas que no habíamos visto antes y tenemos la oportunidad de profundizar en nuestra comprensión de la verdadera naturaleza de la vida.

Es como si estuviéramos de excursión en una montaña y nos detuviéramos en puntos específicos para contemplar las hermosas vistas. No hay puntos "erróneos" en los que podamos detenernos, quedarnos un rato y contemplar la magnificencia de la naturaleza, pero al estar abiertos a todos los posibles puntos en los cuales pararnos, podremos ver la vista desde diferentes puntos que no habíamos contemplado.

En lugar de buscar lo correcto o lo incorrecto, lo bueno o lo malo en el mundo, busca la verdad. En lugar de intentar demostrar que nosotros tenemos razón y ellos están equivocados, o que ellos son mejores y nosotros peores, busca la verdad en lo que tienes delante. Solo quiero advertirte que mucha gente considera que lo que cree es la verdad. Por lo general, sin esta profunda comprensión de la vida, la mayor parte de lo que pensamos no es verdad, aunque pueda parecerlo.

La auténtica verdad no es subjetiva. Si es "verdad" para una persona, pero no para otra, entonces no es verdad universal. Busca lo que es universalmente cierto para cada ser humano consciente, no importa quién sea, de donde venga o cuál sea su origen. Esa es la auténtica verdad y es ahí donde encontrarás todo lo que has estado buscando. Recuerda que el único lugar donde puedes encontrar la verdad es en lo más profundo de tu ser, así que no intentes buscarla fuera de ti.

Si te enfrentas a algo que pueda despertar emociones negativas, ve hacia tu interior para encontrar la fuente de la verdad universal en lo más profundo de tu alma. Si tratas de buscar las respuestas fuera o de indagar en razones externas para encontrar la raíz de por qué te sientes así, buscarás por el resto de la eternidad y nunca las encontrarás.

Las emociones negativas son un indicio de incomprensión. Cuando nos invaden las emociones negativas, significa que creemos lo que pensamos. Es en este momento cuando simplemente olvidamos de dónde proviene nuestra experiencia y que pensar es la causa de nuestras emociones negativas. Todo lo que tienes que hacer es recordar que pensar es la causa de cómo nos sentimos. Una vez que seas consciente de ello, no luches contra el acto de pensar. Tan solo toma conciencia de que pensar es lo que está causando los malos sentimientos, acógelo con amor, y poco a poco se disipará ante tus ojos. Poco después, volverás a tu estado natural de paz, amor y alegría.

CAPÍTULO 13

¿Cómo saber qué hacer sin pensar?

La mente intuitiva es un don sagrado,
y la mente racional es un siervo fiel.
Hemos creado una sociedad que honra
al sirviente y ha olvidado el don.
ALBERT EINSTEIN

En el capítulo anterior explicamos que en este mundo no hay bien ni mal. Este capítulo se basará en el anterior para profundizar en nuestra comprensión e iluminar cómo saber qué hacer sin pensar.

Aunque no hay decisiones correctas o incorrectas que podamos tomar, igual que no hay teclas incorrectas en un piano, hay decisiones o "teclas" que son más agradables que otras dependiendo del contexto. Saber que no hay decisiones correctas o incorrectas nos libera bastante de la presión de "elegir la correcta".

Cuando tomamos decisiones, queremos no pensar. Cuando intentamos pensar, analizar, crear listas de pros y contras, y pedirle consejo a todo el mundo (incluidas nuestras mascotas), sentimos ansiedad y frustración hasta que tomamos la decisión. La mayoría de las veces, en el fondo ya sabemos qué hacer en una situación concreta. Es lo que se conoce como intuición o sabiduría interior. Lo que hacemos es intentar confirmar nuestra intuición con el mundo exterior y aquí es donde empiezan a aflorar gran parte de las emociones negativas, que causan estragos en nuestro estado mental debido a las opiniones de todo el mundo.

Solo tú puedes saber lo que quieres hacer. Nadie más puede decírtelo. Habrá mentores y coaches que puedan guiarte para ayudarte en el camino, pero los mejores te dirán que escuches tu intuición y busques dentro de ti la respuesta (la verdad solo está siempre dentro de ti). Por eso muchos experimentamos el fenómeno del arrepentimiento cuando, en el fondo, sabíamos lo que debíamos hacer, basados en nuestro instinto, pero lo ignoramos y escuchamos el consejo o la opinión de otra persona.

Tu intuición siempre te guiará hacia donde tienes que ir y lo que debes hacer en cada momento. Es como un GPS interior en tiempo real que te dirá cuándo tomar una desviación y qué camino debes seguir si hay un bloqueo en la ruta hacia tu destino. Está garantizado que nuestro GPS interior nos guiará exactamente hacia donde queremos ir, pero lo que no está garantizado es cómo o qué camino nos propondrá para llevarnos allí. Hay infinidad de circunstancias que pueden ocurrir en el viaje hacia el destino, pero puedes estar seguro de que tu GPS te llevará a él.

NOTA IMPORTANTE:

La sociedad casi nunca confirmará nuestra intuición hasta que sea una tendencia predominante. Por esta razón, si intentas buscar en el exterior la confirmación de lo que sabes que es verdadero para ti, casi siempre recibirás reacciones negativas y opiniones divergentes sobre los siguientes pasos que debes dar. Evita buscar respuestas en el exterior. Sigue tu intuición, tu instinto, tu sabiduría interior y al Universo/Dios. Cuando hagas esto, empezarás a ver que ocurren milagros en tu vida que nunca podrías haber esperado o incluso soñado. Aquellos que tienen la fe y el coraje de hacer esto, descubrirán la verdadera alegría, paz y amor que han estado buscando mientras disfrutan del milagro de la vida.

Entonces ¿cómo sabemos qué hacer sin pensar?

La verdad es que la mayoría sabemos lo que hay que hacer, pero nos da miedo. Por ejemplo, si queremos perder peso, casi todos sabemos exactamente lo que tenemos que hacer. La fórmula para perder peso no es ciencia espacial ni está escrita en jeroglíficos. Gran parte de nosotros sabemos que todo lo que tenemos que hacer es quemar más calorías de las que consumimos, hacer ejercicio y comer alimentos saludables, y entonces perderemos peso. Para cualquier cosa en la vida, lo más probable es que ya sepas en el fondo lo que hay que hacer, pero tienes miedo de hacerlo o no crees que eres lo bastante bueno para hacerlo.

El primer paso es darte cuenta de que ya sabes qué hacer, solo crees que no lo sabes por miedo o dudas. Si no tienes miedo ni dudas sobre la situación y aun así no sabes qué hacer, el siguiente paso es confiar en tu sabiduría interior (Inteligencia Infinita), que te dará las respuestas necesarias. Tenemos la capacidad de acceder a un número infinito de pensamientos, así que, en definitiva, no hay escasez de ideas sobre lo que puedes hacer en un momento dado. Lo único que nos impide acceder a esta abundancia de conocimiento es lo que pensamos.

Henry Ford dijo una vez: "Tanto si piensas que puedes como si piensas que no puedes, tienes razón". Si vamos por la vida pensando que no podemos, nos bloqueamos de inmediato ante las posibilidades ilimitadas de lo que podemos hacer en cualquier momento. Pero cuando soltamos el freno de nuestra mente y nos damos cuenta de que pensar es lo que nos detiene, volvemos de forma automática a nuestro estado natural de abundancia y posibilidades ilimitadas y, en ese momento, podemos recibir cualquier respuesta que necesitemos sobre qué hacer.

En resumen, que sepas que ya sabes y, si no sabes, que sepas que puedes saber lo que necesitas saber.

Si sabes que siempre puedes saber, entonces lo que necesitas saber siempre vendrá a ti. Confía en tu intuición y en tu sabiduría interior. Siempre ha estado y estará ahí para ti cuando la necesites, siempre que confíes en que así será.

CAPÍTULO 14

Cómo seguir tu intuición

Ten el valor de seguir tu corazón y tu intuición.
De alguna manera, ellos ya saben
lo que realmente quieres ser.
Todo lo demás es secundario.
STEVE JOBS

En un capítulo anterior establecimos que no necesitamos pensar para progresar en el mundo y que la forma de progresar es dejar de hacerlo. El estado de flujo o *flow* es un estado de unidad pura y conexión directa con todo lo que nos rodea. Puesto que no hay separación cuando nos encontramos en ese estado, también podemos decir que se trata de un estado en el que estamos en conexión directa y alineados con Dios/Universo/Inteligencia Infinita.

Pensar corta esta conexión que tenemos con lo divino, provocando que sintamos estrés, frustración, ira, resentimiento, depresión y todas esas emociones negativas que muchos de nosotros experimentamos a diario. Por eso algunas religiones describen el infierno como la separación completa de Dios.

A partir de ahora, para simplificar, utilizaré el término *no pensar* en lugar de flujo o *flow*, pero en realidad son sinónimos cuando los uso en este libro. Este estado de no pensar también significa una conexión directa con la Inteligencia Infinita.

Muchos atribuyen el estado de no pensar o flujo a una actividad en particular que nos encanta hacer y que es el único momento en el cual podemos fluir. Esto está lejos de la verdad. Podemos estar en un estado de no pensar en cualquier momento. El único momento en el que realmente podemos estar en un estado de no pensar es en el momento presente. Solo podemos ver la realidad en el momento presente y, cuando estamos pensando activamente, significa que estamos en el pasado o en el futuro (que no existen). Solo en el momento presente se puede encontrar la verdad. Por eso todos los maestros y líderes espirituales enseñan siempre a meditar, rezar y estar en el momento presente. En la Biblia, cuando Moisés le pregunta a Dios su nombre, responde diciendo "Yo soy". Ella no dijo "Era" o "Sería" (porque no existen), sino simplemente con "Yo soy". Dios, la verdad, el Universo, la libertad, la paz, la alegría y el amor (todos estos términos son sinónimos) solo pueden encontrarse y, por tanto, experimentarse en el presente.

Cuando sigues tu intuición, significa que confías en ti mismo y tienes fe en que siempre posees la sabiduría interior necesaria para guiarte en todos los aspectos de tu vida. Este es un estado de no pensar o flujo.

Exploremos cómo podemos hacer práctico este concepto y llevarlo a nuestra vida cotidiana. ¿Qué significa seguir tu intuición y tu sabiduría interior y cómo podemos hacerlo?

Cuando sigues tu intuición, estás conectado por completo con algo más grande que tu yo personal. Estás en un estado de no pensar (flujo) y conexión directa con Dios. En este estado, siempre sabes lo que tienes que hacer sin pensar y eres guiado por la Inteligencia Infinita. Podría parecer que no estamos haciendo nada cuando nos encontramos en esta zona, porque perdemos nuestro sentido del yo personal y nos volvemos uno con la vida. Cuando estamos en este estado, ocurren milagros, como negocios que surgen de la nada, personas que aparecen en el lugar adecuado en el momento oportuno, dinero que llega exactamente cuando lo necesitamos, conexiones que estábamos buscando que caen de forma espontánea, y la vida parece casi mágica. El tiempo parece deformarse y doblarse a nuestro alrededor y es porque no tenemos sentido de él. Logramos más en unos pocos días que lo que otros consiguen en un mes. Abundancia, amor, alegría, paz, armonía y gratitud son sentimientos inevitables e inseparables que se experimentan en este estado.

Todas las personas han experimentado alguna vez esta sensación. Aunque muchos han vivido este fenómeno, muy pocos son capaces de mantenerlo durante largos periodos de tiempo. La razón principal es que la mayoría vuelve a pensar y cree que tiene que "resolverlo" por sí sola. Cuando empezamos a pensar perdemos este poder de crear acontecimientos y circunstancias milagrosas.

La verdad es que no tenemos por qué tenerlo todo claro, ni siquiera tenemos por qué entenderlo todo. ¿Cómo es posible que nuestra mente limitada comprenda e intente manipular el mundo entero a nuestro antojo?

Solo cuando pensamos que sabemos más que Dios nos encontramos en problemas.

La buena noticia es que no tenemos que saber más que Dios, ni siquiera tenemos que pensar. Todo lo que tenemos que hacer es confiar en nuestra propia intuición y tener fe en que nuestra sabiduría interior nos mostrará el camino que es mejor para nosotros. Cuando les preguntas a las personas que tienen más abundancia, alegría y éxito cómo lo han conseguido, por lo general, atribuyen su éxito a algún tipo de poder superior o a la suerte. Estas personas han confiado en algo más grande que ellas mismas y por eso no atribuyen su éxito a la pura fuerza de voluntad y a la fuerza bruta.

Hay muchas cosas en la vida que están por completo fuera de nuestro control y solo podemos gestionar una pequeña parte de ellas. Esto no quiere decir que nos rindamos porque no podamos controlar nuestra vida, sino todo lo contrario. Cuando nos damos cuenta de que no tenemos que controlar e intentar forzar todo para que suceda a nuestra manera, nos liberamos del sufrimiento, el dolor y la frustración y empezamos a caer en ese estado de no pensar en el que las cosas simplemente ocurren para nosotros en lugar de a nosotros. Comenzamos a ver que todo ha estado colocado a la perfección en nuestra vida para ayudarnos a ser exactamente la persona que somos ahora y que, si algo cambiara, no tendríamos lo que tenemos ahora. Hay millones de pequeñas circunstancias y acontecimientos que tienen que haber sido meticulosamente orquestados para que estemos donde estamos ahora. Planearlo sería imposible e inútil y, sin embargo, aquí estamos. Este es el milagro de la vida.

Volviendo al punto que acabamos de comentar sobre que no tenemos que controlar las cosas en nuestra vida, hay una advertencia que quiero enfatizar. Es cierto que no podemos controlar todo lo que ocurre en nuestra vida, pero lo que sí podemos controlar es si pensamos o no (que es la raíz de todos nuestros problemas y emociones negativas). Podemos decidir cambiar nuestra experiencia de la vida cuando queramos y cómo nos sentimos en cada momento. Así es como podemos elegir ser felices: eligiendo dejar de pensar. ¿No es eso lo que importa al fin y al cabo? La verdadera medida del éxito, la alegría y la satisfacción no es lo que tenemos, sino cómo nos sentimos por dentro.

El otro punto que quiero destacar es que, aunque no podemos controlar muchas cosas, sí podemos influir en lo que queremos en nuestra vida, pero no necesariamente en el cómo. Por ejemplo, tenemos el don de la imaginación (acceso a la Inteligencia Infinita), lo cual significa que podemos inventar cualquier cosa que queramos en nuestra vida. Esto es una bendición increíble, pero las cosas pueden torcerse cuando pensamos que tenemos que averiguar el cómo para hacerlas realidad. Es en este punto cuando la mayoría de la gente se da por vencida o sigue por el camino de la fuerza bruta para intentar que las cosas ocurran y sufrir a diario por ello. Por eso la gente cree que tenemos que trabajar duro y sufrir por lo que queremos en la vida. Eso no es cierto. Solo es cierto si pensamos que tenemos que averiguar el "cómo" conseguir lo que queremos en la vida. Nuestro trabajo es idear lo que queremos, no cómo conseguirlo. El cómo depende realmente del Universo. De todos modos, este es el mejor de los casos, porque hay infinitas maneras de conseguir lo que uno quiere en la vida, así que sería inútil que nuestro pequeño cerebro finito lo descubriera.

Solo sufrimos cuando intentamos resolverlo todo, pero no tenemos por qué hacerlo. Aquí es cuando debemos confiar en nuestra intuición y sabiduría interior para que nos ayuden a mostrarnos exactamente lo que tenemos que hacer en tiempo real para manifestar lo que queremos. No hay necesidad de tratar de averiguar todo de antemano. **Lo que nos corresponde es retener en nuestra mente lo que queremos y entrar en un estado de no pensar. Esto nos permite acceder a nuestra Inte-**

ligencia Infinita (Dios) para que las respuestas se nos revelen exactamente cuando las necesitemos.

El camino solo se revela cuando empezamos a andar. Nunca habrá un momento en el que todo el camino esté iluminado para que lo veamos de antemano. Eso anularía por completo la necesidad de tener fe, y por eso la fe y la confianza son de suma importancia a la hora de manifestar algo. Debemos tener una fe completa e inquebrantable en que lo que queremos crear vendrá a nosotros y eso solo se logra con plena confianza en que el Universo orquestará la manera en que sucederá. Siempre podemos conseguir lo que deseamos en la vida, solo que puede que no sea en nuestra línea de tiempo o de la forma en que queremos que se manifieste.

Nuestra intuición y sabiduría interior (Dios) en realidad nos hablan todo el tiempo. ¿Conoces esa vocecita interior que siempre *sabe* lo que debes hacer? Tal vez sea renunciar a tu trabajo, perdonar a una persona que te hizo daño, invitar a alguien a salir, o volver a conectar con alguien. Es esa corazonada que te dice lo que tienes que hacer. ¿Te has arrepentido alguna vez de no haber hecho algo en el momento en que tu instinto te dijo que lo hicieras? ¿Alguna vez has tenido la corazonada de hacer algo, sin tener una razón lógica de por qué, pero lo hiciste de todos modos y después ocurrieron cosas increíbles? **Esa es tu intuición.**

Nuestra intuición nos llega en forma de pensamientos, pero recuerda que hay una gran diferencia entre los pensamientos y el acto de pensar, como ya comentamos con anterioridad. Los pensamientos son divinos por naturaleza y parece como si surgieran de la nada. Pensar, por otro lado, es un esfuerzo manual y extenuante que creamos nosotros mismos, que se siente muy pesado y típicamente está asociado a emociones negativas. Cuando tienes pensamientos divinos de la Inteligencia Infinita, hay una sensación de conocimiento. Contienen la verdad y en el fondo sabes que son correctos. Tu intuición casi nunca parecerá lógica o racional, pero eso es exactamente lo que deseamos porque no queremos que sea predecible. Si fuera predecible, no sería milagrosa y no contendría las infinitas posibilidades del Universo que son todas espontáneas por naturaleza.

Tu intuición casi siempre irá en contra de tu mente lógica y racional, así que prepárate para ello. Te susurrará que hables con una persona cualquiera en una cafetería, lo que dará lugar a una bonita amistad, o que llames espontáneamente a un amigo y descubras que en realidad necesitaba a alguien que estuviera a su lado en un momento difícil. Te dirá que entres y vivas en tu don divino y te pongas ahí fuera para compartir la verdad de lo que sabes. De forma sutil te hará señas para que persigas lo que realmente quieres en la vida en lugar de seguir lo que todos los demás dicen que deberías querer. Estos son algunos ejemplos de las infinitas maneras en que te hablará y cuando la sigas, siempre creará milagros y abundancia más allá de tus más locas ideas.

Entonces ¿por qué no escucha más gente a su intuición si ella siempre sabe qué hacer y crea abundancia cuando la seguimos? Por miedo.

Escuchar a nuestra intuición puede dar miedo o resultar en extremo desalentador. Esto se debe a que nuestra intuición vive en el espacio de lo desconocido. En otras palabras, nuestra intuición es espiritual y opera en el campo de las infinitas posibilidades, que por naturaleza es el campo de lo desconocido. Como humanos, siempre tememos lo desconocido porque no podemos predecir lo que podría ocurrir. Solo cuando nos adentramos en lo desconocido empezamos a experimentar las posibilidades ilimitadas que la vida puede brindarnos.

Por eso ocurren cosas mágicas y milagros cuando confiamos en nuestra intuición. Entramos literalmente en la zona de la posibilidad pura. Por eso solo necesitamos saber el "qué" de lo que queremos manifestar, pero no el "cómo".

La única forma de entrar en este espacio de milagros es a través del estado de no pensar. Si pensamos, de inmediato seremos catapultados fuera de ese espacio y entraremos en un estado de ansiedad, preocupación y sufrimiento. Nuestro pensar intentará predecir lo que podría ocurrir basándose en el pasado. Por eso la mayoría de la gente obtiene más de lo mismo de lo que siempre ha obtenido. Intentan utilizar su limitada mente personal para crear algo que nunca han experimentado antes, sin darse cuenta inocentemente de que deben adentrarse en lo desconocido, sumergiéndose en el estado de no pensar y escuchando a su intuición. Solo podemos crear algo que nunca hayamos experimentado en el reino de las infinitas posibilidades, pero la única manera de que eso ocurra es ir a donde no hemos ido antes, que es lo desconocido.

En resumen, tu intuición siempre sabe lo que tienes que hacer en el momento presente, pero el único modo de conseguirlo es entrando en un estado de no pensar. Tu mente personal se asustará porque estás adentrándote en el espacio de las infinitas posibilidades (lo desconocido), pero si recuerdas que pensar es lo que te da miedo, dejarás de pensar con temor, y el valor que necesitas para actuar según tu intuición aflorará de forma natural. En ese momento, deberás tener fe en tu sabiduría interior (Dios) para que te guíe por la vida, incluso cuando desconozcas lo que va a ocurrir a continuación, porque ahí está la aventura y la alegría. Lo desconocido es también la única manera de manifestar lo que quieres en la vida si aún no lo sabes. Debes hacer lo que no has hecho para conseguir lo que no tienes. Cuando estás operando desde la intuición, no significa que vayas a sentir miedo todo el tiempo. El miedo solo estará presente mientras tu pensar esté imbuido en él. Una vez que reconozcas el miedo y comprendas que es solo pensar lo que está causando esos sentimientos, la ilusión se desmoronará, y volverás a asentarte en la paz, la alegría y el amor puro. Este es el espacio en el que quieres permanecer, que te permitirá crear los sentimientos positivos que son el prerrequisito para manifestar todo lo que puedas imaginar para ti.

CAPÍTULO 15

Crear espacio para los milagros

Hoy hago sitio para los milagros.
Reconozco que lo importante no es
lo grande que sea un milagro, sino el espacio
que yo cree para él.
KYLE GRAY

LA HISTORIA DEL MAESTRO ZEN Y EL ERUDITO. VACÍA TU TAZA

Había una vez un sabio maestro zen. La gente viajaba desde muy lejos en busca de su ayuda. A cambio, él les enseñaba y les mostraba el camino hacia la iluminación. Un día, un erudito fue a visitar al maestro para pedirle consejo. "He venido a pedirte que me enseñes sobre el zen", dijo el erudito.

Pronto se hizo evidente que el erudito estaba lleno de sus propias opiniones y conocimientos. Interrumpía al maestro a cada instante con sus propias historias y no escuchaba lo que el maestro tenía que decir. Con calma, el maestro sugirió que tomaran el té.

Así que, con delicadeza, el maestro sirvió una taza a su invitado. La taza se llenó, pero él siguió vertiendo el té hasta que la taza rebosó sobre la mesa, el suelo y, finalmente, sobre la túnica del erudito. El erudito gritó: "¡Detente! La taza ya está llena. ¿No lo ves?". "Exactamente", respondió el maestro zen con una sonrisa. "Eres como esta taza, tan llena de ideas que ya no cabe nada más. Vuelve a mí con la taza vacía".

*　　*　　*

Es irónico lo mucho que se puede escribir sobre la nada. Eso es el espacio: nada. Cuando estudiamos el Universo y la física cuántica, nos damos cuenta de que todo procede de la nada. Por eso, los grandes maestros espirituales lo llaman la Gran Nada. Para que haya creación, primero tiene que haber espacio. Lo mismo ocurre con nuestra propia mente. Si quieres que se cree algo nuevo, como nuevos pensamientos, primero debes crear espacio para que puedas recibir nuevas ideas que puedan cambiar tu vida. Al igual que la taza de té, si tu mente está completamente llena de lo que pensabas antes, es imposible que entren nuevos pensamientos para crear el cambio que buscas.

La forma de crear este espacio es no pensar. En cuanto dejamos de pensar, de inmediato creamos un espacio en el que pueden entrar nuevos pensamientos e ideas. Las preguntas que cuestionan nuestra forma de pensar actual también son una buena manera de crear espacio en nuestra mente.

Toda la magia ocurre en el espacio de la nada. Por ejemplo, los grandes atletas pasan por periodos intensos de entrenamiento, pero los mejores saben que necesitan un periodo de descanso igual de intenso para mantener el máximo rendimiento. Es durante este periodo de descanso cuando se recuperan, desarrollan músculo y se hacen más fuertes. Este espacio que crean para sí mismos a través del descanso es donde se manifiesta todo lo que querían del entrenamiento.

Cuando Thomas Edison se enfrentaba a un problema especialmente difícil, dormía en su silla mientras sostenía una bola de acero en cada mano. Al final entraba en una fase de sueño lo bastante profunda como para que la bola cayera, lo despertara y viniera a su mente la solución al problema. Todo surge de la nada, y Edison entendió este concepto de crear espacio para que nuevos pensamientos entraran en su mente en lugar de intentar resolver los problemas con su antigua forma de pensar. Sabía que esa manera no le iba a dar la solución a sus retos.

> *No podemos resolver los problemas utilizando*
> *el mismo nivel de conciencia en el que*
> *estábamos cuando los creamos.*
> ALBERT EINSTEIN

Einstein tenía diferentes comportamientos extravagantes y enigmáticos, al igual que Edison, pero una comprensión similar de la creación del espacio. Cuando Einstein se atoraba en un problema difícil, dejaba de trabajar en él y se ponía a tocar el violín. Mientras tocaba, la respuesta aparecía de la nada y entonces llegaba la solución a su problema. Einstein había creado espacio dentro de su mente a través de no pensar para poder recibir descargas divinas del Universo.

No tenemos por qué intentar descubrirlo todo. Incluso las personas que consideramos genios no se esforzaron para hacer los mayores descubrimientos del mundo, así que ¿qué nos hace pensar que nosotros tenemos que hacerlo? No somos diferentes de ellos y todos estamos conectados a la misma Fuente. Con la comprensión correcta, también podemos recibir percepciones para cualquier desafío al que nos enfrentemos. Solo estamos a un pensamiento, una idea y una percepción de vivir una experiencia de vida completamente diferente.

Este es el proceso para recibir descargas divinas cuando te enfrentas a un reto:

1. Toma conciencia de que tu forma de pensar es la raíz de todas las emociones negativas.
2. Crea espacio renunciando a cualquier pensar manual de la mente personal y ten plena fe en que tu sabiduría interior (Dios/Universo/Inteligencia Infinita) te dará la respuesta. Renuncia también al cómo y al cuándo te llegará la respuesta.
3. Toma conciencia de cualquier sentimiento que surja y magnifica esos sentimientos de amor, paz y alegría. Enfrenta con amor lo que surja y la respuesta vendrá a ti.

Si parece demasiado simple, eso es bueno. La verdad siempre es sencilla. Aunque sea sencilla, no siempre es fácil e incluso los más grandes maestros espirituales a veces batallan. Lo importante no es cuándo nos quedamos atrapados en nuestro pensar (porque es inevitable), sino qué hacemos cuando nos sorprendemos pensando de nuevo. Si recuerdas continuamente que solo podemos sentir lo que pensamos y que pensar es la raíz de todo nuestro sufrimiento, serás libre.

CAPÍTULO 16

¿Qué ocurre cuando empiezas a vivir en el estado de no pensar? (Obstáculos potenciales)

No dejes que el comportamiento de los demás destruya tu paz interior.
DALAI LAMA

A medida que avanzas en tu viaje hacia no pensar, encontrarás, de forma inevitable, algunos obstáculos en el camino, por lo que me gustaría plantearte algunos de esos posibles problemas antes de que te topes con ellos, para que te resulte un poco más fácil.

Una vez que empieces a vivir en el estado de no pensar, pasarás el mejor momento de tu vida sin tener muchas preocupaciones, estrés o problemas. Muchos de ellos simplemente se desvanecerán ante tus ojos porque si ya no ves las cosas como problemas, literalmente dejan de ser un problema para ti. Lo que notarás es que nunca antes habías sentido este tipo de paz y serenidad en tu vida y, por lo tanto, te resultará desconocido.

Como humanos, biológicamente no nos gusta lo desconocido porque significa incertidumbre. Lo irónico es que justo en este momento es cuando la mayoría de la gente comienza a pensar que algo anda mal porque se sienten demasiado felices y tranquilos la mayor parte del día. Muchos piensan que no son tan productivos, que han perdido su "toque" o que son más flojos. Nada más alejado de la verdad; es solo tu cerebro intentando empezar a pensar de nuevo para crear la ilusión de "seguridad" que quiere sentir. La verdad es que, como seres humanos, somos más productivos cuando estamos contentos y en un estado de no pensar. El tiempo parece volar cuando estamos en un estado de pura alegría. Las tareas son más fáciles, nos desempeñamos mejor, la gente gravita hacia nosotros, atraemos mucha más abundancia y los milagros comienzan a ocurrir de la nada. Solo tienes que permanecer en el estado de no pensar el tiempo suficiente para experimentar estas cosas y nunca querrás volver atrás.

Es entonces cuando la fe adquiere la máxima importancia: tener fe en que las cosas irán bien. Saber que el Universo trabaja a tu favor, no en tu contra. Que todo sucede por una razón y que no hay fracasos en la vida, solo lecciones y oportunidades para crecer. Debemos tener fe en lo desconocido porque es el único lugar donde existe la posibilidad de que algo sea diferente a como es ahora. En lo desconocido es donde existen todas las posibilidades, incluido todo lo que puedas desear para tu vida. Una vez que tengas el valor de saltar a lo desconocido y dejar de tenerle miedo, es imposible que tu vida no cambie.

Si empiezas a sentir que algo anda mal porque te sientes demasiado tranquilo y contento, debes saber que solo es tu mente intentando hacerte recapacitar. Tu mente es el mejor vendedor y sabe exactamente qué decir para hacerte caer de nuevo en el círculo vicioso y destructivo de pensar. Es en este momento cuando tienes la opción de tener fe en lo desconocido y permanecer en el sentimiento de felicidad, paz y amor o volver a los viejos patrones consabidos de dolor y sufrimiento psicológico. Podemos elegir ser libres y felices en lo desconocido o estar confinados y sufrir en lo que ya conocemos.

Si vuelves a pensar, no pasa nada. No te castigues por ello. No te sientas culpable. No hay necesidad de atormentarte porque eso solo perpetuará que pienses. Debes de saber que pensar es absolutamente humano. Una vez que te descubras haciéndolo y recuerdes que pensar es lo que está causando tu sufrimiento, será todo lo que tengas que hacer para volver a un estado de paz, felicidad y amor. La transición puede ocurrir sin dolor y sin esfuerzo si así lo permites.

CAPÍTULO 17

¿Y ahora qué?

Llegará un momento en que creas que
todo ha terminado, ese será el principio.
LOUIS L'AMOR

Aunque hemos llegado al final del libro, es solo el principio de una nueva vida para ti. Solo estás a un pensamiento de la paz, el amor y la alegría, que provienen de un estado de no pensar. Recuérdalo y guárdalo cerca de tu corazón porque es toda la esperanza que necesitas cuando la vida se pone inevitablemente difícil. Al principio, te prometí que no serías la misma persona que eras antes de leer este libro. Si comenzaste a leerlo con la intención de tener una mente abierta y dispuesta, entonces ya has recibido muchas ideas que han cambiado por completo tu forma de ver la vida y, por lo tanto, no eres la misma persona que eras antes. Una vez que observas algo nuevo a partir de una perspectiva diferente, no puedes dejar de verlo. Una vez que tu conciencia se expande, no puede volver a contraerse. De vez en cuando podemos llegar a olvidar lo que nos provoca sufrimiento si volvemos al estado de pensar, pero en cuanto lo recordamos, de inmediato nos damos cuenta de que somos la conciencia de la vida misma en constante expansión y encontramos amor, paz y alegría en el presente.

Si te parece que esto es demasiado simple y que no puede ser todo lo que hay, eso es solo tu mente haciéndote pensar de nuevo. La verdad es simple y siempre lo será. Cualquier cosa que la vuelva compleja e intrincada solo te está alejando de la verdad misma. La verdad no es algo que piensas, sino algo que sabes y sientes en lo profundo de tu alma. Escucha a esa sabiduría interior dentro de ti que sabe todo esto. Deja que te guíe en tu vida. Nos sentimos más plenos cuando escuchamos a nuestra alma. De forma incesante, el mundo nos anuncia que no somos suficientes, que nos falta algo o que no tenemos todo lo que queremos. La gente te bombardeará todo el tiempo con sus opiniones, juicios y consejos. Debes saber que están inocentemente atrapados en lo que piensan, dales las gracias por preocuparse, pero no caigas en la ilusión de que necesitas algo de eso. Todo lo que puedas desear y necesitar ya está dentro de ti. Tú ya eres todo el amor, la alegría, la paz y la plenitud que siempre has deseado. Solo cuando olvidamos este hecho y nos quedamos atrapados en nuestro pensar, nos volvemos incapaces de verlo.

Continúa viviendo en este estado de paz pura y deja de pensar aquello que pueda surgir en tu mente. Cuanto más tiempo permanezcas en este espacio, más milagros aparecerán en tu vida. Aunque puedes ir y compartir este mensaje con todas las personas con las que te encuentres, no será necesario que lo hagas porque notarán algo completamente diferente en ti. Estarás resplandeciente, vibrante y emanarás puro amor y alegría, entonces se empezarán a preguntar por qué y cómo. Ahora estás equipado con todo lo que necesitas saber sobre cómo detener tu propio sufrimiento psicológico y encarnar un estado de paz, amor y alegría, que siempre está disponible para ti en todo momento. Es muy probable que ya hayas experimentado la dicha de saber y ser esto.

No es una coincidencia que hayas elegido este libro y que podamos compartir nuestro viaje juntos. Siempre me asombran todas las intercesiones divinas que han tenido que ocurrir para que ahora estemos aquí juntos. Con toda humildad, es una bendición increíble que me hayas permitido guiarte a través de esta experiencia infinitamente hermosa que llamamos vida.

Antes de cerrar este capítulo, tengo que pedirte un pequeño favor. Si has encontrado este libro útil o valioso, sería un gran honor si pudieras tomarte 60 segundos para dejar una reseña en Amazon. Me encantaría escuchar tus pensamientos, ideas, comentarios, tu viaje personal y todo lo demás. Las pocas palabras que compartas allí ayudarán a difundir este mensaje a muchas almas que también están buscando las mismas respuestas que tú, y que cambiará la vida de alguien (ya sabes: todos leemos las reseñas de Amazon antes de comprar algo, ¿verdad?).

Si deseas ponerte en contacto conmigo, me encantará leerte en hello@josephnguyen.org. Me llena de profunda alegría saber las historias de otras personas, así que mantengo mi bandeja de entrada abierta para quienes quieran compartirlas. Espero tener noticias tuyas pronto.

Con amor y luz,
Joseph

P.D.: En las próximas páginas encontrarás un resumen y guías que te ayudarán a poner en práctica gran parte de lo que se menciona en este libro.

Si te sientes inspirado y quieres saber más de mí, me encantaría invitarte a visitar mi sitio web (www.josephnguyen.org), donde encontrarás talleres, cursos y diarios que te ayudarán en tu viaje. También anunciaré en mi sitio web la publicación de cualquier libro nuevo.

Resumen de no pensar

- Pensar es la raíz de todo sufrimiento.
- No hay otra respuesta a por qué sentimos emociones negativas que no sea nuestro propio pensamiento. Todo puede remontarse a él, lo cual simplifica mucho la resolución de problemas. Una vez que nos damos cuenta de que lo que pensamos es la causa de cómo nos sentimos, podemos soltarlo y volver a nuestro estado natural de paz, amor y alegría. Cuando dejamos de pensar, creamos un espacio en el que podemos permitir que afloren todas las emociones positivas que queremos sentir.
- No vivimos en la realidad, vivimos en una PERCEPCIÓN de la realidad, que es creada al pensar.
- Pensar NO es un efecto de nuestras experiencias, sino la CAUSA de estas.
- Los pensamientos de nuestra mente no son hechos.
- Nuestro pensar solo tiene control sobre nosotros si lo creemos. Suelta la creencia en el pensar para soltar el sufrimiento.
- Nuestros sentimientos son una retroalimentación directa y un sistema innato de guía interna que nos permite saber si nos falta comprensión o si tenemos absoluta claridad sobre la verdad. Los sentimientos son una invitación a profundizar en nuestra comprensión de la verdad.

- Estamos en flujo (*flow*) cuando no pensamos.
- Cuando no pensamos no existe separación entre nosotros y el Universo y toda la vida. Solo cuando pensamos nos separamos de la Fuente y nos sentimos desconectados de todas las cosas (el nacimiento del ego).
- Pensar y pensamientos son dos cosas distintas. Pensar es un verbo y requiere nuestro esfuerzo manual, lo cual causa sufrimiento. Los pensamientos son sustantivos, que no proceden de nosotros y son descargas divinas del Universo.
- Pensamos porque es una respuesta biológica de supervivencia. Nuestra mente solo piensa porque intenta mantenernos vivos, pero no nos ayuda a mejorar. Solo se preocupa por nuestra seguridad y supervivencia, pero no por nuestra realización. Pensar nos aleja de nuestro Yo Superior al provocar sentimientos negativos en nuestro interior que nos impiden seguir nuestra verdadera vocación.
- Nuestra mente está limitada a nuestras experiencias personales. Si deseas recibir ideas, creatividad y conocimientos que superen las capacidades de tu ser actual, basta con que elijas escuchar a la Inteligencia Infinita en lugar de escuchar a tu mente finita. Esta fuente infinita de verdad está disponible para todas las personas en todo momento si se lo permitimos.
- La Inteligencia/Mente Universal es la energía que mora en todo en este universo. Es la fuente de donde proviene todo lo que es antes de la forma y estamos hechos de ella. Esta energía tiene un sentimiento, que es amor, paz, alegría, conexión y bienestar. Cuando dejamos ir el pensamiento encontramos esos sentimientos y ese es nuestro estado natural.

- Como todos estamos siempre conectados a la misma fuente de Inteligencia Infinita, una vez que dejamos de pensar, accedemos a nuevos pensamientos, ideas y visiones, aunque nunca los hayamos experimentado antes. Cuanto más confiemos en nuestra intuición y en esta Inteligencia Infinita, más recibiremos estas ideas que siempre están disponibles para nosotros.

- La paz, el amor, la alegría y todas las emociones positivas son nuestro estado natural como humanos. Solo cuando empezamos a pensar, salimos de ese estado natural. Una vez que dejamos de pensar, volvemos a nuestro estado natural de ser y experimentamos todos los sentimientos positivos sin esfuerzo.

- Siempre estamos a un solo pensamiento o a una sola intuición de expandir nuestra conciencia y experimentar un sentimiento más profundo de amor en todo momento, que proviene de un estado de no pensar.

- La claridad es la naturaleza de nuestra mente y nuestro estado original. Solo cuando nos quedamos atrapados pensando, las cosas no parecen ser así. Si dejamos de pensar, volvemos a nuestra configuración "predeterminada de fábrica" de paz, amor, alegría y tranquilidad mental.

- No hay nada inherentemente malo en el Universo, pero pensar nos hará creer lo contrario. No tienes que arreglarte porque no estás roto. Solo tienes que darte cuenta y recordar que pensar es la raíz de nuestro sufrimiento. No tienes que hacer nada con respecto a pensar. Todo lo que tienes que hacer es cambiar tu comprensión sobre el acto de pensar y volverás a la verdad de lo que eres, que está más allá de lo que piensas, de tu cuerpo y de todo lo que crees saber. Tan pronto como dejas de pensar, te conviertes en uno con la Inteligencia Infinita, permitiéndote sentir una abundancia interminable de amor, paz y alegría que siempre está disponible para ti porque esa es tu verdadera naturaleza.

- Cuando haces espacio para la Inteligencia Infinita, ella hace espacio para ti. Cuanto más confías en ella, más confía ella en ti. Ese espacio es infinito. Cuando priorices hacer espacio en tu vida y en tu mente para que la Inteligencia Infinita pueda entrar, tu vida cambiará.

Guía para dejar de pensar

- Elimina o minimiza las cosas que puedan hacerte más propenso a pensar (cosas que te hagan estar en modo de lucha o huida).
- Elimina o minimiza el mayor número posible de cosas y acciones de tu vida que no te inspiren o emocionen.
- Crea un entorno que te ayude a entrar en un estado de no pensar.
- Crea un ritual de activación matutino que te ayude a empezar tu día en un estado de paz, de no pensar. Utiliza este espacio para recibir percepciones de la Inteligencia Infinita que te ayuden a navegar por la vida.
- Crea un espacio en tu día para poder descomprimirte, relajarte y volver a un estado de no pensar. Escribe cosas que puedas hacer durante el día que te ayuden a conseguirlo. Puedes llevar un diario, dar un paseo, meditar, jugar con tus mascotas, tomar una siesta, hacer yoga o cualquier otra actividad relajante.

Guía sobre cómo dejar de pensar

1. Date cuenta de que pensar es la raíz de todo sufrimiento (comprende la verdadera naturaleza del acto de pensar).
   - Percátate de que si estás sufriendo, estás pensando.
   - Repara en la diferencia entre pensar y pensamientos.
   - No intentes encontrar la causa raíz, pensar es la causa raíz.

2. Crea un espacio para lo que piensas negativamente de manera constante.
   - Permítele estar ahí y reconócelo por lo que es.
   - Comprende que tú eres el espacio sagrado que sostiene estos sentimientos, pero que tú no eres los sentimientos en sí.
   - No tengas miedo de estar a solas, pensando, y ten el valor de permitirte estar en conciencia. Acoge tu pensar y observa que exige reconocimiento.
   - Date cuenta de que pensar negativamente solo tiene poder sobre ti si lo crees.
   - Una vez que permites que existan en tu conciencia y no te resistes a los sentimientos, puedes mirar más allá de estos para ver la verdad que hay detrás de todo.

- Cada sentimiento contiene una semilla de verdad que te ayudará a profundizar en tu conciencia y te permitirá experimentar la vida con más plenitud.

3. Una vez que reconozcas que estás pensando, deja que todo pase y permítete simplemente ser sin apegarte a nada. De forma natural surgirán emociones positivas, como paz, amor y alegría. Permítete disfrutarlas a medida que surgen. Si el sentimiento negativo persiste, vuelve al primer paso y repite el proceso hasta que encuentres algo de paz.

OBSTÁCULOS POTENCIALES

1. No querer dejar de pensar porque crees que es lo que te ha llevado a donde estás.
   - Si bien esto es cierto, date cuenta de que lo que te trajo hasta aquí, no te llevará hasta allí. Si quieres romper el círculo vicioso del sufrimiento y los mismos patrones autodestructivos que se repiten en tu vida, tendrás que hacer algo diferente. La locura es hacer lo mismo una y otra vez, pero esperar un resultado diferente. La verdadera pregunta es: ¿quieres ser feliz o no? Si entiendes que pensar es la raíz de todo tu sufrimiento y no quieres seguir siendo infeliz, entonces podrás dar el salto de fe hacia el no pensar.

2. No hay suficiente fe.
   - Para que exista siquiera la posibilidad de que haya una vida llena de alegría, paz y amor todos los días, primero

hay que creer que es posible. Uno también debe creer que es parte de algo mucho más grande, es decir, de la fuerza vital que ha estado cuidando de uno todo el tiempo (el Universo/Dios). La única manera en la que podemos renunciar a nuestros esfuerzos manuales y experimentar una paz total en nuestra vida en lugar de preocuparnos por todo es tener fe en algo mucho más grande que nosotros aunque nuestra mente finita no lo comprenda por completo.

3. Miedo.

- El miedo es una emoción del todo normal cuando se trata de confiar en el Universo, que también es lo desconocido. El miedo es una indicación de que algo es muy importante para nosotros, así que es una gran señal. Todo lo que podemos desear está al otro lado del miedo y en el fondo sabes que es la verdad. La prueba que debemos pasar para obtener todo lo que deseamos es el miedo mismo. La salida es atravesar e ir a lo más profundo de ti mismo para ver y saber que estarás bien pase lo que pase. Que este miedo no puede matarte ni lo hará, pero que si no te enfrentas a él, acabará con la vida de todos tus sueños. Pensar es la raíz del miedo. Si no piensas, no hay miedo. Sigue la guía de cómo dejar de pensar para superar el miedo y experimentar cómo puede ser la vida sin límites.

Cómo saber si estás en un estado de no pensar

Cuando no estás pensando, experimentas paz completa, amor, alegría, pasión, excitación, inspiración, dicha y cualquier emoción positiva de la que tu conciencia pueda percatarse. Puedes tener pensamientos, pero no estás apegado a ellos y les permites fluir a través de ti sin ninguna fricción o dolor, sensaciones que provienen del acto de pensar. No sientes ningún sufrimiento psicológico o emocional. No piensas en el pasado ni en el futuro. Simplemente no te importan ni existen porque estás en el momento presente con total plenitud. Sientes que fluyes. Pierdes la noción del tiempo, del espacio e incluso de ti mismo. Te sientes "uno" con la vida. Así es como sabes que no estás pensando.

TEMAS DE REFLEXIÓN

En una escala del 1 al 10, ¿cuánto has pensado hoy? (1 es bajo, 10 es alto)

¿Qué porcentaje de tu día has pasado en modo de lucha o huida? ¿Qué porcentaje has pasado en un estado de relajación y calma?

Guía para crear un entorno de no pensar

Tu entorno puede inducirte y favorecer el estado de no pensar o puede hacerte más propenso a pensar.

Aunque creamos nuestra realidad desde dentro hacia fuera, muchas veces nos vemos afectados por nuestro entorno. Como somos seres espirituales que vivimos en un mundo físico, aún no podemos desprendernos por completo de este mundo tridimensional, por lo que es importante crear un entorno propicio para no pensar. Para ser productivos, lo mejor es eliminar las distracciones en lugar de intentar fomentarlas.

Del mismo modo, si eliminamos muchas de las cosas que sabemos que pueden desencadenar que volvamos a caer en el acto de pensar, entonces podremos permanecer en un estado pacífico de no pensar con mucha más facilidad. Recuerda que cambiar tu entorno y no a ti mismo no funcionará a largo plazo. Lo que necesitas para crear una vida hermosa que ames vivir es una delicada mezcla de ambos.

Guía para eliminar los factores que te hacen pensar

1. Realiza una auditoría para ver qué cosas te hacen más susceptible a pensar y haz una lista.
   A. Anota todo lo que te venga a la mente. Lo que puede ayudarte es recurrir a tu intuición y sentir energéticamente en tu cuerpo si esa cosa concreta de tu entorno te ayudará o te perjudicará. Si estás en un estado de calma y relajación, la respuesta será obvia.
   B. Si tienes dificultad para realizar el paso previo, intenta recordar qué cosas te ponen en modo de lucha o huida, te provocan ansiedad o te hacen pensar demasiado. Cualquier cosa que te ponga en un estado de supervivencia no te ayudará a mantener un estado de no pensar.
   C. Si te sigue resultando difícil, puedes llevar un diario a lo largo de la semana y anotar cualquier cosa que te ponga en modo de lucha o huida. Al final de la semana tendrás una buena lista.

2. Organiza todas las cosas que has anotado en categorías.
   A. He aquí algunos ejemplos de categorías:
      I. **Salud física**

- ¿Qué cosas consumes con tu cuerpo que te hacen más propenso a experimentar una respuesta de lucha o huida (ansiedad, estrés, pensar en exceso)? Alimentos, estimulantes, bebidas, etc.

II. Entorno físico

- ¿Qué cosas de tu entorno físico te hacen más propenso a experimentar una reacción de lucha o huida (ansiedad, estrés, pensar en exceso)?

III. Entorno digital

- ¿Qué cosas de tu teléfono, computadora o televisión pueden hacerte más propenso a experimentar una respuesta de lucha o huida (ansiedad, estrés, pensar en exceso)?

IV. Consumo digital

- ¿Qué medios/contenidos que consumes te hacen más propenso a experimentar una respuesta de lucha o huida (ansiedad, estrés, pensar en exceso)?

3. Después de categorizarlo todo, reorganiza tu lista y empieza a clasificar los elementos desde los que más te afectan hasta los que menos.

4. Elige los elementos más importantes de cada lista y crea un plan de acción sobre lo que piensas hacer para eliminarlos de tu entorno. Elige solo lo que te resulte manejable y que puedas cambiar sin estresarte aún más (lo que iría en contra del objetivo del ejercicio). Empieza poco a poco y, cuando te hayas familiarizado con los cambios y veas el impacto, podrás comenzar a eliminar otras cosas.

Guía para crear un ambiente de no pensar

Anota todas las cosas que te ayudan a entrar en un estado de relajación, paz y estado de no pensar. Pueden ser cosas como el ejercicio, la meditación, un determinado tipo de música, un lugar, etc.

Organiza los elementos de tu lista en categorías.

1. Ejemplos de categorías:
   I. **Salud física**
      - ¿Qué cosas que consumes con tu cuerpo te ayudan a sentirte sano, con energía sostenible y en paz?
   II. **Entorno físico**
      - ¿Qué cosas de tu entorno físico te ayudan a sentirte alineado con tu yo divino?
   III. **Entorno digital**
      - ¿Qué cosas de tu teléfono, computadora o televisión te ayudan a sentirte alineado con tu yo divino?
   IV. **Consumo digital**
      - ¿Qué medios/contenidos consumes que te ayuden a sentirte alineado con tu yo más elevado?

2. Ordena los elementos de cada categoría de mayor a menor impacto para ayudarte a entrar y permanecer en un estado de no pensar.

3. Elige los puntos más importantes de cada lista y crea un plan de acción para incorporarlos a tu vida. Intenta no hacer demasiadas cosas a la vez porque puede resultar abrumador. Haz lo que te resulte manejable por ahora y podrás añadir más cosas más adelante, cuando te hayas familiarizado con ellas.

4. Crea un ritual de activación o una rutina matutina que te ayude a entrar en un estado de no pensar y a alinearte con tu yo más elevado. Planifica cómo sería la rutina matutina ideal que podrías hacer ahora. Empieza poco a poco y no te agobies. Asegúrate de que tienes tiempo para crear un espacio (como meditación, yoga o cualquier práctica espiritual similar que te ayude a sintonizar con la Inteligencia Infinita).

5. La forma en que empieces el día creará el impulso para el resto de la jornada. Si empiezas el día revisando el teléfono, el correo electrónico y lo que tienes que hacer, estarás entrando en una dinámica de lucha o huida que resultará estresante y se prolongará durante el resto del día.

6. Si empiezas el día en un estado de paz y sigues una rutina que te lleve a un estado de no pensar, mantendrás ese

impulso a lo largo del día y será mucho más difícil que te dejes atrapar por cosas externas que podrían hacerte recaer en el pensar y tener estrés. Esta es la razón por la que todos los grandes maestros espirituales tienen rituales matutinos o rutinas de algún tipo.

Guía para implementar el estado de no pensar en tu trabajo

1. Elabora una lista de las cosas que haces en tu trabajo y que te restan energía: cosas que no te gusta hacer o que simplemente te resultan pesadas en general.

2. Crea una lista de las cosas que haces en tu trabajo y que te dan energía: cosas que te hacen sentir inspirado, enérgico, vivo y ligero.

3. Repasa toda la lista y puntúa cada actividad que realizas en una escala del 1 al 10, siendo 1 la actividad que más energía consume y 10 la que te hace sentir más vivo e inspirado.

4. Cada semana, elimina de 1 a 3 cosas de tu lista de actividades que agotan tu energía y haz más de las que tienen un 9 y un 10 en tu lista.

5. El objetivo es llegar a un punto en el que dediques 80% de tu tiempo laboral a hacer cosas que sean un 9 y un 10 en tu lista.

Guía para superar hábitos y comportamientos destructivos

A medida que crees más espacio y empieces a no pensar tanto, pronto descubrirás un montón de hábitos negativos y destructivos que sueles tener y que te hacen más propenso a sufrir. No pasa nada. No te castigues por ello porque solo empeorarás las cosas. A continuación, encontrarás una guía más detallada que te ayudará a romper cualquier hábito destructivo:

1. Sé consciente del comportamiento que quieres cambiar y confirma que es algo que en verdad quieres modificar. Comprende que, si quieres cambiar y detener el círculo vicioso del sufrimiento, vas a tener que modificar y dejar ir las creencias a las que te aferras y que están creando el sufrimiento. Si no quieres cambiarlas, no tiene sentido seguir adelante; pero si deseas hacerlo, entonces comencemos el proceso de soltar.

2. Anota minuciosa y meticulosamente lo que sucede con este comportamiento (cuántas veces ocurre, cuándo ocurre, etc.). No escatimes en detalles.

3. ¿Qué sientes en el momento justo antes de iniciar el comportamiento? ¿Cuál es el sentimiento que desencadena el comportamiento? Sé sincero contigo mismo.

4. ¿Qué patrones específicos se producen al pensar? **¿Qué te dices a ti mismo en ese momento?** Descríbelo con todo detalle.

5. ¿Qué creencias tienes en torno a este hábito? ¿Qué conclusiones has sacado que te obligan a sentir que **TIENES** que realizar este comportamiento/acción?

6. ¿Cómo te sientes cuando crees en eso que piensas?

7. ¿Qué crees que ocurrirá si no realizas el comportamiento? En otras palabras, ¿qué consecuencias crees que tendrá no realizar la acción?

8. ¿Es ABSOLUTAMENTE cierto al 100% que ocurrirá lo que crees si no realizas esa acción?

9. ¿Puedes ver lo destructivo que es lo que piensas y lo mucho que te hace sufrir?

10. ¿Estás dispuesto a abandonar lo que piensas y este comportamiento?

11. Consulta a tu sabiduría interior y a tu yo más elevado. ¿Qué intenta decirte? ¿Qué quiere que aprendas? ¿Cómo te está diciendo que restablezcas el equilibrio en tu vida?

¿Cómo te está diciendo que crezcas en este momento? Crea un espacio y espera a que la Inteligencia Infinita te dé una idea de por qué quieres cambiar.

12. Cuando recibas la intuición, permítete sentir plenamente la libertad, la paz y la alegría. Siente cómo te quitas un peso de encima. Sabrás que lo has hecho bien si física y energéticamente te sientes más ligero y si no ves la acción/hábito de la misma manera. Sumérgete por completo en el sentimiento de profunda gratitud y simplemente permítete ser.

13. Anota cualquier idea que hayas tenido y escribe en tu diario la experiencia que acabas de vivir para que puedas tener un registro de estos milagros en tu vida.

QUÉ HACER SI LA SENSACIÓN VUELVE A APARECER

Vuelve a seguir esta guía hasta que tengas una visión o un descubrimiento que cambie por completo tu forma de ver la vida.

No te creas todo lo que piensas de Joseph Nguyen
se terminó de imprimir en el mes de mayo de 2023
en los talleres de Diversidad Gráfica S.A. de C.V.
Privada de Av. 11 #1 Col. El Vergel, Iztapalapa,
C.P. 09880, Ciudad de México.